给中小学生的 16 节营养课

主编 郭红卫 薛 琨

上海科学技术出版社

图书在版编目（CIP）数据

给中小学生的16节营养课 / 郭红卫，薛琨主编. --上海：上海科学技术出版社，2024.5
ISBN 978-7-5478-6605-4

Ⅰ. ①给… Ⅱ. ①郭… ②薛… Ⅲ. ①营养卫生－健康教育－中小学－教学参考资料 Ⅳ. ①G637.9

中国国家版本馆CIP数据核字(2024)第078978号

给中小学生的 16 节营养课
主编 郭红卫 薛 琨

上海世纪出版（集团）有限公司
上海科学技术出版社 出版、发行
（上海市闵行区号景路159弄A座9F-10F）
邮政编码 201101　　www.sstp.cn
上海光扬印务有限公司印刷
开本 787×1092　1/16　印张 8
字数 130 千字
2024 年 5 月第 1 版　2024 年 5 月第 1 次印刷
ISBN 978-7-5478-6605-4/G·1214
定价：68.00 元

本书如有缺页、错装或坏损等严重质量问题，
请向工厂联系调换

内容提要

学龄儿童期是儿童的身体、智力、情感和社会能力都处于快速发展的重要时期，合理营养既是这一切的基础，同时也有助于未来营养观念和健康生活方式的养成。

本书共三章 16 节，系统介绍学龄儿童的营养与平衡膳食、良好的饮食习惯、身体活动等内容，同时设置了丰富的让学生动手动脑的实践性内容，比如"能量算一算""综合营养知识测试题"等，以增加学生的学习兴趣，帮助学生学习、巩固营养知识。本书还有配套的 PPT 及其语音资源库，使教师在中小学生营养健康教育活动中，更容易掌握相关知识点，取得更好的授课效果。

编委会

主　编　郭红卫　（复旦大学公共卫生学院）
　　　　　薛　琨　（复旦大学公共卫生学院）

编　者（按姓氏笔画排序）
　　　　　万文涛（复旦大学）
　　　　　王文娴（复旦大学）
　　　　　李彦荣（复旦大学）
　　　　　陈卉萍（复旦大学）
　　　　　杨　凡（复旦大学）
　　　　　张世秀（复旦大学）
　　　　　吴巧敏（复旦大学）
　　　　　骆　璇（复旦大学）
　　　　　高梅影（复旦大学）
　　　　　侯建星（上海市营养学会）

前　言

学龄儿童处于生长发育关键期，其营养状况关系到他们的身体健康、智力的发展，而此阶段养成的良好生活习惯，亦可使其受益终身。目前，我国学龄儿童普遍存在膳食结构不合理、身体活动偏少等情况。中国居民营养与健康状况监测结果显示，我国 6～17 岁儿童青少年的身体活动不足率达 86.0%，超重肥胖率达 19%。

自 2008 年以来，我们在中小学校开展儿童肥胖干预工作，通过开设营养健康教育课堂、学校食堂配餐指导以及家校联动等措施，鼓励学生吃好早餐、学校午餐合理搭配、"快乐十分钟"课间活动等，指导和帮助学生、家长及有关人员合力为孩子们营造健康环境。考虑到对学龄儿童开展营养健康教育的重要性，我们在以往工作的基础上编写了本书，并制作了与图书内容配套的 PPT 课件，供中小学校师生开展健康教育时使用。希望能进一步帮助学校和家庭加强营养健康教育，促进学龄儿童健康成长。

本书共三章 16 节，介绍了学龄儿童的营养与平衡膳食、良好的饮食习惯、身体活动等内容，同时也增加了一些让学生动手动脑的实践内容，比如"能量算一算""综合营养知识测试题"等，以增加学生的学习兴趣，帮助学生巩固营养知识。中小学校在开展营养健康教育活动时，可以将本书与PPT资源库配合使用，也可以采用相应的音频素材，或者根据核心知识自行展开。

  我们的研究项目得到科技部国家科技支撑计划重点项目的资助（课题编号：2008BAI58B05）和泰莱学龄儿童肥胖干预项目的资助，在此致谢。

  由于编者的研究水平和时间限制，内容难免有不足、遗漏或不妥之处，恳请批评指正。儿童健康关乎他们身心成长、国家未来，愿与大家携手，为推进儿童的营养健康教育不懈奋斗。

郭红卫 薛 琨

目　　录

第一章　营养知识必修课

第1节　筑牢学龄儿童营养根基　/ 2
不一样的"小大人"　/ 2
不一样的营养需求　/ 8
合理营养，防病保健康　/ 12

第2节　一起认识营养素　/ 15
蛋白质不可替代　/ 16
脂类的重要作用　/ 17
"碳水"需求量最大　/ 18
矿物质和维生素必不可少　/ 18
人体肠道的清道夫　/ 20
维持生命离不开水　/ 20

第3节　人体需要平衡膳食　/ 23
平衡膳食有"宝塔"　/ 23
按"餐盘"来选择食物　/ 26
儿童的平衡膳食算盘　/ 27

饮食行为还有哪些 / 27

第 4 节　学龄儿童营养需求特点　/ 30

注重优质蛋白质 / 31

不必"谈脂色变" / 32

不能盲目限"碳水" / 33

儿童需要的矿物质 / 34

天天喝奶的原因 / 34

儿童补铁防贫血 / 35

需要更多的维生素 / 36

第二章　饮食营养实操课

第 5 节　合理安排一日三餐　/ 40

按时就餐的重要性 / 40

学龄儿童的合理三餐 / 41

第 6 节　天天吃好早餐　/ 44

不好好吃早餐的危害 / 44

怎么才算吃好早餐 / 45

第 7 节　喝好奶、喝足奶　/ 47

营养成分大揭秘 / 47

奶及奶制品的种类 / 48

天天喝好奶、喝足奶 / 50

改善乳糖不耐受 / 50

目 录

第 8 节　足量饮水、正确选择饮料　/ 52
　　饮水不足影响健康　/ 53
　　这样饮水利于健康　/ 55
　　含糖饮料的健康危害　/ 55
　　果蔬汁不能代替果蔬　/ 58

第 9 节　合理选择零食　/ 60
　　零食怎么选、如何吃　/ 61
　　中国儿童青少年零食指南　/ 63

第 10 节　减少在外就餐　/ 65
　　在外就餐的营养建议　/ 66
　　不要常吃西式快餐　/ 67

第 11 节　倡导低盐饮食　/ 69
　　食盐对人体的作用　/ 69
　　食盐摄入推荐量　/ 70

第 12 节　多吃膳食纤维　/ 73
　　分类和来源　/ 73
　　膳食纤维的好处　/ 74

第三章　营养健康延展课

第 13 节　关于肥胖　/ 80
　　肥胖的原因　/ 80

    判断儿童肥胖的方法　/ 82
    预防肥胖从儿童抓起　/ 84

第14节　能量与身体运动　/ 87
    算一算食物的能量值　/ 87
    适宜的身体活动　/ 89
    身体活动方式选择　/ 91
    测一测自己的脉搏　/ 92
    身体活动时间　/ 95
    儿童运动益处多　/ 96

第15节　避免静态生活方式　/ 99
    不做"沙发土豆"　/ 99
    中国儿童青少年身体活动指南　/ 101

第16节　食品安全常识　/ 104
    食物中毒　/ 104
    预防是关键措施　/ 106

复习与小测验　/ 109

知识复习　/ 110
小测评　/ 114
    一、填空题　/ 114
    二、选择题　/ 114

第一章
营养知识必修课

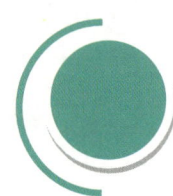

第1节
筑牢学龄儿童营养根基

青少年的生长发育是一个连续的过程,在连续性的基础之上,也表现出阶段性的特征。6~15岁为中小学阶段的学龄期儿童,在这一阶段,孩子们第一阶段的身体发育已经基本稳定,但仍需要充足的营养来支持他们的认知和学习能力的发展。12~18岁为青春期,孩子开始出现第二性征,这是生长发育第二高峰时期。也有一部分孩子的青春期从10岁便启动了,青春期与中小学阶段学龄期有一定的重合。在学龄期阶段,孩子的身体,特别是大脑发育会有很大进展,对营养物质的需求大,需要更多的营养来支撑。总之,学龄期是儿童生长发育的关键阶段,而营养的摄入是影响孩子生长发育的关键因素,家长、学校、社会应该给予足够的重视,并采取相应的措施,以帮助小小少年健康成长。

不一样的"小大人"

学龄儿童的生理发育特点主要体现在体型、身高等方面,其外貌特征是典型的"小大人",虽然他们的体型比成人矮小,但他们的身体发育状况处于快速发展的阶段,肌肉、骨骼及其他器官的发育非常迅速,体型和体能不断发展,表现为较快的身高和体重增长，以及脑部和认知功能的发展。这些变化都需要足够和合理的营养作为支持保障。

学龄儿童期的生长发育和营养需求特点主要表现为以下几个方面。

（1）新陈代谢旺盛

新陈代谢包括同化和异化作用两个过程，同化作用即人体从外界摄取营养物质，变为自己身体一部分，并且贮存能量的过程；异化作用即将自身的物质不断氧化分解，释放能量，并将分解产物排出体外的过程。学龄儿童处在长身体的阶段，同化作用大于异化作用，需要从外界摄取更多的营养物质以保证正常生长的需要。学龄儿童体内代谢反应活跃，能量消耗及基础代谢率比成年人更高，因此，如果按每千克体重计算，学龄期儿童需要的能量和主要营养素的需求量接近甚至超过成人。

（2）体格发育快速

学龄儿童生长发育既有儿童期的特点又有青春期早期的特点。在儿童期，身高年增长4~5厘米，体重年增长2~3.5千克。10岁以后，体格发育进入快速增长阶段。这时，男孩一般每年长高7~9厘米甚至10~12厘米，女孩一般每年可长高5~7厘米甚至9~10厘米；体重每年可增长4~5千克甚至8~10千克。女孩青春期身高生长突增开始的时间比男孩早约2年，所以在10岁左右，女孩身高由以前略低于男孩开始赶上男孩、超过男孩；12岁左右，男孩青春期身高生长开始突增，而此时女孩生长速度已开始减慢，到13~14岁，男孩身高生长水平又赶上女孩、超过女孩。

学龄期儿童身高和体重的快速增长，需要大量的营养物质，尤其是蛋白质、脂类、碳水化合物和钙、铁、锌等矿物质元素，以及维生素A、维生素D、B族维生素等，必须保证供给充足。

（3）骨骼肌肉变化

学龄儿童的骨骼逐步钙化，但尚未完全。这个阶段，儿童的骨骼中有机物和水分较多，钙、磷等无机成分较少，骨骼的弹性较大而硬度较小。因此，儿童一般不易发生骨折，但容易发生骨骼变形，不正确的坐、立、行走姿势可引起脊柱侧弯，出现高低肩、驼背等。这个阶段，儿童的肌肉处于逐渐发育过程中，主要是纵向生长，肌纤维较细，肌力和耐力较差，容易疲劳。

学龄儿童如果缺乏维生素D，会导致钙磷代谢紊乱，骨钙化不全，以及生长迟缓、肌肉痉挛等。维生素D的供给除了膳食来源外，还应特别注意增加户外活动时间。因为我们的皮肤中有一种称为7-脱氢胆固醇的物质，它在阳光或者人工紫外线照射下可转化为维生素D，然后通过血液循环转运到人体内。这也是体内维生素D的重要来源。儿童室外活动增加阳光的照射，有助于身体合成维生素D，从而促进骨骼健康发育。

（4）恒牙逐渐萌出

儿童一般在6岁左右开始有恒牙萌出，接着乳牙按一定的顺序脱落，逐渐由恒牙继替。到12、13岁时，乳牙基本上已经全部被恒牙替代。儿童换牙期是龋病的高发期，尤其是乳磨牙、六龄齿很容易患龋病，应特别注意口腔卫生和健康饮食。如果学龄儿童在这个阶段不能养成良好的饮食习惯，特别是经常喝含糖饮料、吃各种甜食等，就会对口腔健康造成危害，导致各种成年后牙齿问题。不但如此，罹患龋齿或牙齿问题后，会进一步影响食物咀嚼、消化、吸收，进而导致营养素摄入不足等。

（5）心肺功能增强

小学阶段，儿童的心率一般为 80～85 次/分，明显低于新生儿（约 140 次/分）和学龄前儿童（90 次/分左右），随着年龄增长，儿童肺活量明显增加，运动能力和运动强度也增强。活泼好动，活动量大，就需要更多的能量、宏量营养素、能量代谢相关的微量营养素等的供给。

（6）身体各系统器官发育不同步

学龄儿童神经系统发育早，生殖系统发育晚。他们智力发育迅速，在认知能力、语言能力、社会能力等方面显现出很大的发展潜力。他们能够理解和掌握更多的知识，并能够做出抽象思维。他们可以更好地表达自己的思想和情感，也可以更好地与人交流和互动，能够更好地适应社会环境。在这一阶段，儿童学习任务繁重，要认识很多新的事物，掌握很多新的知识，必须保证能量、优质蛋白质、必需脂肪酸的供给，尤其是维生素 A 和 B 族维生素的供给，以满足大脑的精细工作和神经网络的建构，以及维持正常视力、智力发展等。学龄期儿童的大脑形态已经接近成人，独立生活能力逐渐加强，学龄期也是建立健康信念和培养健康饮食习惯的关键时期。

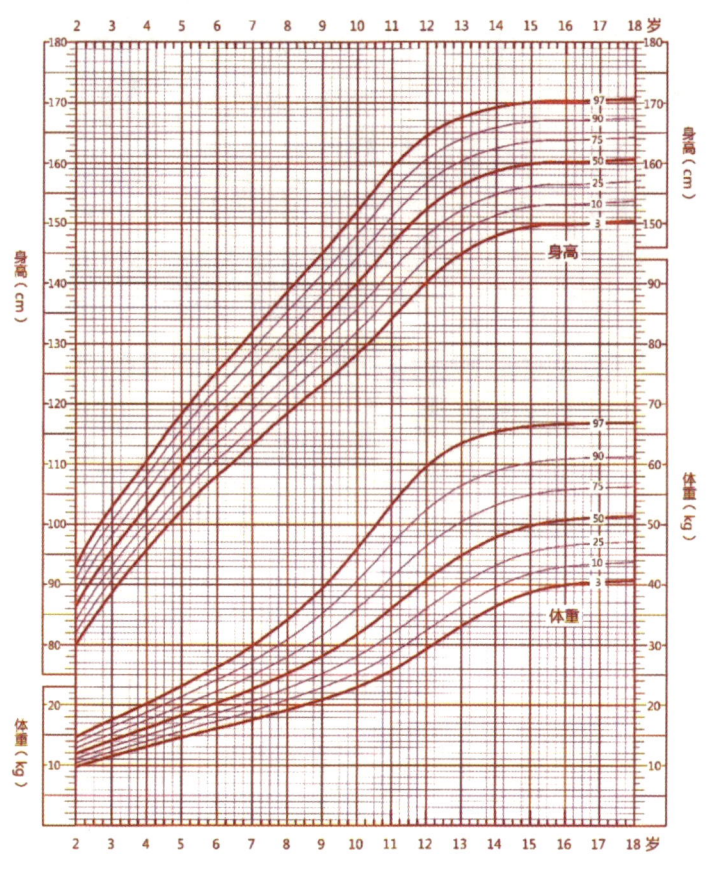

中国 2～18 岁女童身高、体重百分位曲线图

注：根据 2005 年九市儿童体格发育调查数据研究

参考文献：《中华儿科杂志》2009 年第 3 期，首都儿科研究所生长发育研究室制作

首都儿科研究所研究制定的这两张《中国 2～18 岁儿童、青少年身高、体重的生长参照值及标准化生长曲线》图为我国儿科临床及预防保健工作使用的儿童生长发育参照标准。这套标准化生长曲线是采用 2005 年中国九市 7 岁以下儿童体格发育调查及 2005 年中国学生体质健康调研中九省市 94 302 名 0～19 岁（差 1 天未满 19 岁）城区健康

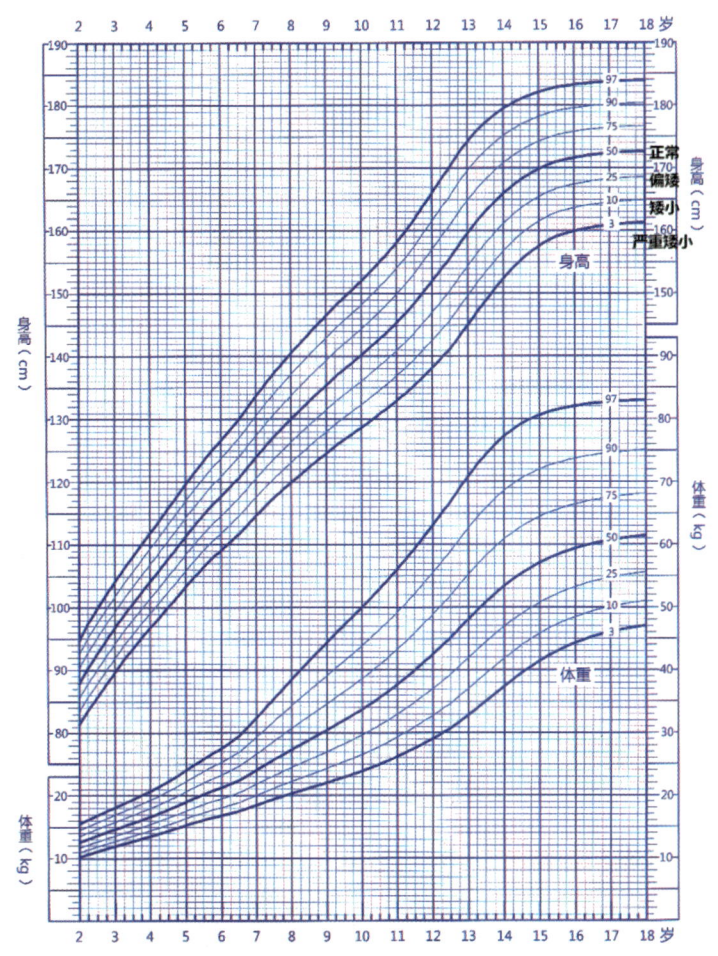

中国 2 ~ 18 岁男童身高、体重百分位曲线图

注：根据 2005 年九市儿童体格发育调查数据研究

参考文献：《中华儿科杂志》2009 年第 3 期，首都儿科研究所生长发育研究室制作

儿童青少年的身高（3 岁以下测量身长）、体重测量数据，应用 LMS 方法对数据进行拟合修匀，获得所需要的百分位数值并绘制成曲线图。可以用来查询 2 ~ 18 岁男、女儿童第 3、10、25、50、75、90 及 97 百分位的体重和身高。曲线图中的横坐标为年龄，每一个大格为 1 年，每一个小格为 3 个月，纵坐标是身高和体重数值。上面的是身高曲线，下

面的是体重曲线。使用时，可以分别找到横坐标年龄对应的竖线与纵坐标身高、体重对应的横线相交叉的点，在曲线图上所处的区间，代表孩子的身高和体重发育水平。日常生活中，家长应注意定期给孩子测量体重、身高和绘制生长曲线图，以监测孩子的生长发育情况，如果发现异常，尽早采取措施进行干预纠正。

不一样的营养需求

学龄儿童的身高、体重每天都在增长，但不同孩子的生长发育水平却存在着明显的个体差异，生长发育速度不完全一致。每个孩子的遗传因素、饮食习惯、运动习惯、睡眠质量、疾病史等都会对他们的生长发育产生影响。

其中，饮食与营养是儿童生长发育的重要因素，它不仅影响儿童的身体发育，而且影响儿童的智力发育。儿童在生长发育过程中，不仅需要大量优质蛋白质、脂类、碳水化合物、维生素、矿物质等营养素的充足供给，而且营养素要有合适的比例，才能实现合理营养的目标。米面类主食、蔬菜水果、富含优质蛋白质的鱼禽肉蛋奶等食物，营养特点和营养价值有所不同，合理搭配成多样性、均衡性的饮食，并坚持规律的餐饮作息制度，才能达到合理营养、科学饮食的要求。经常挑食、偏食、节食等，会造成的营养缺乏、营养过剩、营养不均衡，进而导致儿童生长发育异常等问题。

首先是蛋白质，它是我们从膳食中获得的重要的营养素之一。蛋白质是构成人体各组织器官的重要部分，比如肌肉、内脏、骨骼中都有蛋白

核心知识点

饮食与营养是儿童生长发育的最重要因素，它不仅影响儿童的身体发育，而且影响儿童的智力发育。

质；人体内的酶、激素、抗体等也是由蛋白质构成的。人体组织中的蛋白质每天要更新 3% 左右，因此每天要从食物中获取足量的蛋白质，而且儿童在生长发育的过程中还需要蛋白质的不断累积，故儿童每公斤体重需要的蛋白质要比成人更多。在很大程度上，蛋白质的营养状况决定了儿童的生长发育水平。中国营养学会推荐，6～15 岁的学龄期儿童每天的蛋白质摄入量随着年龄的增加而增加，为 35～75 克。蛋白质广泛存在于动植物性食物中，动物性蛋白质和大豆蛋白质的营养质量高，被称为优质蛋白质，其他植物性食物蛋白质营养质量较低，但经过荤素合理搭配，可以实现蛋白质互补，使整餐膳食蛋白质的质量提高。可见，膳食中不同食物的合理搭配非常重要。对学龄儿童来说，奶类、豆类中的蛋白质是优质蛋白质的重要来源，特别建议他们增加这些食物的摄入量。

其次是脂类，食物中的脂类除了能为人体提供能量和作为体脂的合成原材料外，还有很多鲜为人知的营养学功能，比如，脂肪中的脂肪酸可以提供较高的能量，必需脂肪酸是体内细胞膜的组成成分，脂类中还含有各类脂溶性维生素，例如维生素 A、维生素 D、维生素 E、维生素 K 等，既是这些维生素的载体又能促进它们被人体胃肠道吸收。此外，脂类含量高的食物可以延长胃排空的时间，增加饱腹感。烹调油是我们制作菜肴必不可少的，食物的色香味离不开它的功劳。中国营养学会推荐，学龄儿童每天的脂肪摄入随着总能量摄入的增加而增加，每天摄入脂肪所提供的能量应为膳食摄入的总能量的 20%～30%，不应过高。

第三大营养素是碳水化合物，这是一个超级

大家族，包括水果和蜂蜜中的果糖、甘蔗汁里的蔗糖、牛奶中的乳糖，还有谷类、薯类、根茎类蔬菜中的淀粉和膳食纤维等。食物中的碳水化合物常被统称为糖类，除了膳食纤维外，碳水化合物可以为人体提供能量，是人类最主要也是最经济的产能营养素。它们也可以糖脂、糖蛋白的形式存在于人体组织中，包括细胞膜、细胞质、细胞间质中，构成软骨、骨骼、角膜、玻璃体等的成分。食物中的膳食纤维不仅可以增加饱腹感、促进肠道蠕动和排便、改善肠道功能、降低血糖与胆固醇、预防慢性病等，被肠道益生菌发酵产生短链脂肪酸后，对肠道健康和人体功能还有更多调节作用。中国营养学会推荐，学龄儿童每天摄入碳水化合物根据能量总摄入量增减，碳水化合物提供的能量占一日膳食总能量的50%～65%最为合理。学龄儿童摄入的碳水化合物应该以复合碳水化合物为主，即由谷类、薯类、根茎类蔬菜等为主。为预防龋齿和肥胖，应限制纯能量食物，例如甜食、含糖饮料、添加糖等。

维生素是维持生命活动必需的小分子有机化合物，在物质和能量代谢过程中都有重要作用。充足的维生素可以促进儿童的新陈代谢、改善儿童的视力、保护儿童的肌肤、提高儿童的免疫力。维生素一般以本体或前体物的形式存在于天然食物中。大多数维生素在体内不能合成，少数能在体内合成，但其合成的量也很少，不能完全满足人体的需要，需由食物提供。学龄儿童体内的物质和能量代谢旺盛，各种维生素相对需求量要比成人多，维生素A、D及B族维生素的推荐摄入量甚至达到或超过了成人，供给不足容易发生缺乏而影响健康。例如，维生素 A 缺乏会导致暗适应能力下降、角膜干燥、皮肤干燥、毛囊角化过度、食欲降低、易感染等，容易引起贫血、免疫力低下、生长发育迟缓等；维生素 D 缺乏会影响钙的吸收及骨骼的钙化，易发生手足肌肉痉挛、小腿抽筋、惊厥等。动物肉类、内脏是维生素 A 的良好来源，深色蔬菜水果中的类胡萝卜素也能在体内转化成维生素 A，可以作为维生素 A 的来源，应鼓励学龄儿童多吃新鲜的深色蔬菜和水果。

矿物质是身体正常新陈代谢所必需的营养素，也是身体生长发育所必需。学龄儿童生长速度快，合成代谢大于分解代谢，很多矿物质相对需求量都要比成人多，尤其钙、铁、锌、碘等。中国营养学会的推荐，6～15 岁学龄儿童每天钙的适宜摄入量为 600～1 000 毫克。儿童青少年期的钙营养状况不仅影响身高体重，其骨量峰值越高，骨密度越高，进入中老年后骨质疏松的发病风险会相对降低。小学高年级及中学的学龄儿童肌肉组织迅速增加，陆续出现第二性征，需要增加铁和锌的摄入和储备。儿童长期膳食中铁供应不足，可导致铁缺乏或缺铁性贫血、食欲降低、易烦躁、面色苍白、易疲劳乏力、头晕心悸、生长发育速度降低，注意力、记忆力、学习能力降低，免疫力下降，容易患呼吸道感染、中耳炎等。奶类和奶制品中的钙元素含量丰富并且易吸收，动物肉类、海产品、蛋类等都是铁和锌的良好来源，应保证学龄儿童食物鱼禽蛋畜奶类的供应，避免矿物质缺乏。

在这个物质丰富的时代，确保孩子们获得足够的营养似乎实现起来很容易。然而，目前全球约有 2.3 亿儿童处于营养不良状态，这给我们敲响了警钟。如何保证儿童的营养需求、改善他们的生活和健康状况，需要政府、社会、学校和家长共同努力。

合理营养，防病保健康

生长发育迟缓、消瘦、性早熟、肥胖、龋齿、近视、感染性疾病等，都是学龄儿童常见的健康问题。这些情况可能是由于遗传因素、环境因素、疾病、营养或其他原因引起的。

小胖墩越来越多了。儿童肥胖是指其体重超过同龄人的正常范围，体质指数（BMI）达到肥胖标准值。体质指数是国际上常用的衡量人体胖瘦程度的一个指标，其计算公式为：体重（千克）/身高（米）^{2}。肥胖的原因一般是膳食结构中高能量食物摄入比例高、食量大、运动不足、遗传因素等，如果不及时控制，可能会导致心理和健康问题。儿童肥胖者的肥胖状态如果延续到成年，可能导致糖尿病、高血压、血脂异常等。生活方式是可塑的，儿童期开始养成好的饮食习惯、纠正不良饮食习惯比成年人更容易，这也是我们加强青少年营养健康教育的意义。从小培育合理调配一日三餐、合理选择零食等知识和技能，将有效改善儿童的营养状况，这是更加经济有效的策略。

儿童常见的龋齿也是一个与营养相关的健康问题。因为口腔细菌的存在，牙体会发生硬组织腐蚀破坏，牙齿表面出现黑斑或龋洞，对冷热酸甜等刺激有明显的疼痛感，不仅会造成牙疼等，还可影响胃肠消化功能及咀嚼功能，导致营养摄入不均，进而影响儿童的正常生长发育。研究表明，龋齿可影

核心知识点

生长发育迟缓、消瘦、性早熟、肥胖、龋齿、近视、感染性疾病等，都是学龄儿童常见的健康问题。这些情况可能是由于遗传因素、环境因素、疾病、营养或其他原因引起的。

响儿童的营养状况，使其血红蛋白、白蛋白以及上臂围等指标明显降低。进食含糖较多的食物，糖被细菌代谢产生的有机酸，是导致龋病的主要原因。因此，应加强学龄儿童口腔卫生，常做口腔检查，并鼓励、培养他们保持良好饮食习惯，预防龋齿发生或龋损进一步扩大。

感染性疾病也是学龄儿童的常见健康问题。学龄儿童接触微生物后，容易染上呼吸道感染、肺炎、中耳炎、鼻窦炎、肠炎等感染性疾病。良好的营养状况是身体免疫力的基础，维生素A、核黄素、维生素C、铁、锌等微量营养素的缺乏，都会造成免疫功能下降，一旦发生疾病，还会进一步影响孩子的食欲，阻碍营养素的吸收利用，消耗体内营养储备。

学龄儿童期是建立健康营养观念和形成健康饮食行为习惯的关键时期。《中国居民膳食指南（2022版）》建议，学龄儿童应主动参与食物选择和制作，提高营养素养；吃好早餐，合理选择零食，培养健康饮食行为；天天喝奶，足量饮水，不喝含糖饮料，禁止饮酒；多户外运动，少视屏时间，每天60分钟以上中高强度身体活动；定期监测身高发育，保持体重适宜增长。家长、教师对孩子们开展营养健康教育的同时，应起到言传身教的作用，把营养知识健康生活方式应用到日常的生活实践中，在家庭和校园中为孩子们营造健康营养的支持环境，帮助和促进孩子们养成良好饮食习惯和健康生活方式。

> **核心知识点**
>
> 学龄儿童期是建立健康营养观念和形成健康饮食行为习惯的关键时期。

 **本节核心知识点**

- 饮食与营养是儿童生长发育的重要因素，不仅影响儿童的身体发育，而且影响儿童的智力发育。
- 生长发育迟缓、消瘦、性早熟、肥胖、龋齿、近视、感染性疾病等，都是学龄儿童常见的健康问题。这些情况可能是由于遗传因素、环境因素、疾病、营养或其他原因引起的。
- 学龄儿童期是建立健康营养观念和形成健康饮食行为习惯的关键时期。

 **本节思考题**

　　学龄儿童的生长发育特点和营养需要主要表现为哪些方面？

　　学龄儿童期常见的营养相关健康问题有哪些？

第 2 节
一起认识营养素

在前一节中,我们已经简单介绍了人体所需的营养素,即有蛋白质、碳水化合物、脂类、维生素、矿物质、膳食纤维和水七大类。我们知道,这些营养素是维持人体功能必需的,人体如果缺乏这些营养素或摄入不平衡,就会导致营养健康问题,对学龄儿童更是如此。这一节,我们将详细讲解不同营养素的功能,以及日常生活中如何通过食物来获取营养素,以满足人体的需要。

核心知识点

人体需要的七大类营养素是通过食物获得的。

人体需要的营养素

人体七大营养素:矿物质、水、蛋白质、维生素、膳食纤维、脂类、碳水化合物

- 人体需要的营养素有蛋白质、碳水化合物、脂类、维生素、矿物质、膳食纤维和水七大类。
- 它们是维持人体生命和正常生活运动的必需物质。
- 人体如果缺乏这些营养素就会导致身体的功能不能正常的运转,会影响学龄儿童的生长发育。
- 我们在日常生活中通过食物来获取这些营养素,以满足人体的需要。

扫码看完整 PPT 课件内容,可下载带语音讲解的 PPT

一切生命活动都需要能量。那么,能量从哪里来呢?每天需要多少能量才能满足人体的需要呢?

能量来源于各种食物。食物中所含的碳水化合物、蛋白质和脂类三大营养素(又称"生热营养素"或"产能营养素")进入人体内经过消化、吸收后,在代谢过程中可产生能量,供身体活动所需。儿童

核心知识点

食物中的碳水化合物、蛋白质和脂类在人体内代谢并产生能量。

青少年的能量需要相对于成年人来说要高,因为他们所需的能量不仅要维持其生命活动,还要满足他们生长发育的额外需要。

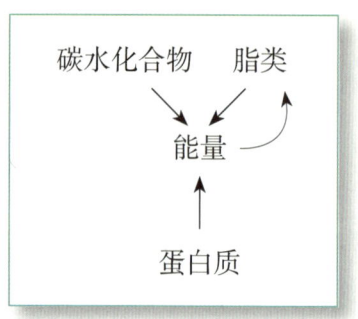

蛋白质不可替代

蛋白质是人体必需的营养素,是人体的重要组成成分,参与组成人体组织,如肌肉、毛发、血液、酶、抗体等。儿童青少年在生长发育期间,生长发育旺盛——个子不断长高、组织器官不断发育等,他们所需要的蛋白质远远高于成年人,但这是其他任何物质所不能取代的。

人们日常所吃的食物中都含有蛋白质,如大米、面粉、小米、玉米、大豆、核桃、花生等植物性食物;猪肉、牛肉、鱼虾、鸡鸭、蛋、奶等动物性食物。动物性食物、大豆及其制品中所含的蛋白质进入人体后,比其他植物性蛋白质更容易被人体充分利用,这些蛋白质称为优质蛋白质。儿童青少年处于生长发育阶段,需要的优质蛋白质量也高于成年人。因此,要保证他们饮食中足够的富含优质蛋白质的动物性食物和大豆及其制品,以有利于他们的健康成长。

中国营养学会制定的《中国居民膳食营养素参考摄入量(2023版)》中,中小学生蛋白质的推

核心知识点

动物性食物和奶豆类含有优质蛋白质,推荐优质蛋白质占儿童膳食蛋白质总量的1/2。

荐摄入量随年龄增加，6～8岁小学低年级儿童为35～40克/天；9～10岁小学高年级儿童为45～50克/天；11～15岁初中生为55～75克/天。

脂类的重要作用

脂类是一个大类，在常温下呈固态的叫脂，如猪油；呈液态的称为油，如平常人们炒菜用花生油、豆油、菜籽油等植物油。与蛋白质一样，脂类也是儿童青少年生长发育不可或缺的营养素，它也是人体组织的重要组成部分，同时也是人体吸收脂溶性维生素，如维生素A、维生素D、维生素E、维生素K等所必需的载体。脂溶性维生素的吸收，首先要溶解在脂肪微粒中，然后胆汁酸包裹着脂肪微粒，通过小肠壁细胞吸收到体内。脂类的组成成分之一为脂肪酸，其中有些脂肪酸人体内不能合成，只能由食物供给人体的，称之为"必需脂肪酸"，如亚油酸、α-亚麻酸。必需脂肪酸以及人体利用它们在体内合成的花生四烯酸（AA）、二十碳五烯酸（EPA）、二十二碳六烯酸（DHA）对人体健康都非常重要，是构成人体所有细胞膜的重要组成部分，可以调节人体免疫功能，维持正常视觉功能，以及调节胆固醇的代谢，对儿童青少年生长发育过程更是必不可少，日常膳食中要有足够的供应。应均衡摄入猪肉、牛肉、鸡、鸭、鱼等，此外，芝麻、核桃、瓜子等坚果中也含有较多的脂类。

中国营养学会制定《中国居民膳食营养素参考摄入量（2023版）》中小学生脂肪的推荐值以摄入脂肪产生的能量占总能量摄入量的百分比表示，为20%～30%。

> **核心知识点**
>
> 膳食脂肪含有的必需脂肪酸是儿童生长发育重要的营养素。膳食脂肪也是脂溶性维生素的载体。

"碳水"需求量最大

碳水化合物是人体需要最多的营养素。膳食中主要的碳水化合物是淀粉，来自膳食中的粮谷类食物，粮谷类食物中淀粉含量为70%～75%。水果中含有比较多的低分子碳水化合物，如葡萄糖、果糖、麦芽糖等。碳水化合物也是构成人体组织的重要物质，如与蛋白质组成的糖蛋白，参与组成抗体、酶、激素和核酸，它与脂肪形成的糖脂是细胞膜的组成成分。

人体摄入充足的碳水化合物，可以减少体内蛋白质的分解供能，有利于蛋白质合成人体组织。在营养学上，碳水化合物的这种作用被称为可节约蛋白质作用，人体利用碳水化合物减少蛋白质消耗的同时，也减少了蛋白质分解而产生的含氮化合物，可以减轻肾脏的负担。如果碳水化合物摄入不足，体内脂肪分解供能过多，可产生大量酮体。酮体产生量如超过人体利用能力，会造成酮症酸中毒。

中国营养学会制定《中国居民膳食营养素参考摄入量（2023版）》中推荐中小学生膳食中碳水化合物提供的能量应占每日摄入总能量的50%～65%。

> **核心知识点**
>
> 膳食中碳水化合物摄入充足，可以减少体内蛋白质分解，发挥节约蛋白质作用。

矿物质和维生素必不可少

维生素与矿物质是维持人体正常生命活动不可缺少的一类小分子物质，人体对它们的需要量虽少，但由于体内不能合成或合成量不足，必须从食物中充分摄入以满足人体需要。

维生素与矿物质是体内多种酶的活性成分，参

> **核心知识点**
>
> 维生素和矿物质在人体内不能合成或合成不足，需要从膳食中摄入。

与人体代谢。一些维生素，如维生素C在抗氧化、解毒方面发挥重要的作用。钙、镁、钾、钠、铁、锌、硒、碘都属于矿物质。其中，钙、镁、钾、钠为常量元素；铁、锌、硒、碘为微量元素。矿物质发挥构成人体骨骼、保持神经等组织正常功能作用，并可调节体液及电解质、酸碱的平衡。众所周知，钙是保证骨骼正常发育必不可少的营养素，缺钙可导致学龄儿童骨骼发育不良，不仅长不到理想的身高，还会增加成年后患骨质疏松症的危险。此外，学龄儿童铁元素的需求量大，尤其是进入青春期的女孩对铁的需要量更高，如果长期铁摄入不足，会导致缺铁性贫血，出现生长发育受阻，免疫力和抗感染能力降低，缺铁性贫血长期得不到纠正，还可能会影响孩子的智力和体格发育。

维生素按照其溶解性，分为两类：脂溶性维生素和水溶性维生素。脂溶性维生素包括维生素A、维生素D、维生素E、维生素K等。水溶性维生素包括B族维生素和维生素C，其中B族维生素是个大家族，它包括维生素B_1、维生素B_2、维生素B_6、维生素B_{12}、烟酸、叶酸、泛酸等。水溶性维生素在体内储备少，挑食偏食的孩子容易发生缺乏症。

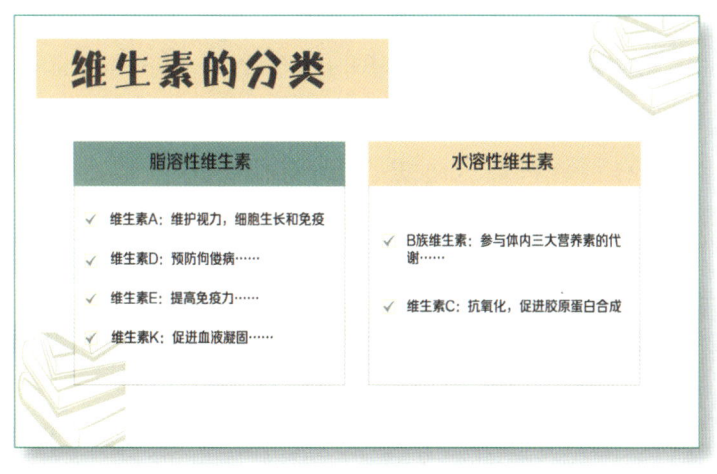

扫码看完整PPT课件内容，可下载带语音讲解的PPT

通过维生素及矿物质类膳食补充剂补充时，要特别注意服用剂量，有些维生素尤其是脂溶性维生素摄入过量容易导致中毒，通过平衡膳食补充一般比较安全。

人体肠道的清道夫

核心知识点

膳食纤维在全谷物、蔬菜、水果中含量丰富。

膳食纤维包括纤维素、果胶、葡聚糖、抗性淀粉等，它们不能被肠道吸收，但在体内发挥多方面的作用。增加膳食纤维摄入，可以改善肠道功能，预防便秘等；还可调节脂类、糖类代谢，降血脂、降胆固醇等；膳食纤维被寄生在人体肠道中的有益菌消化分解，可产生有利于人体健康的代谢产物。

膳食纤维种类繁多，根据溶解性可分为两类，即水溶性膳食纤维和非水溶性膳食纤维，它们像人体肠道中的海绵和扫帚，发挥吸水膨润、吸附等作用。全谷物、蔬菜、水果等食物中膳食纤维含量比较丰富。

维持生命离不开水

水在人体中占比最大，发挥非常重要的作用。儿童体内水总量约占体重的80%，成人体内水总量占体重的60%~65%，老年人占比更低些。在体内，水存在于各种器官组织、细胞及体液中。体内水分过多或过少，都会影响人体生理功能，严重时可导致疾病发生。

人体内水的作用包括可帮助调节人体酸碱度；参与食物的消化吸收，输送营养物质，排出代谢废物；调节体温，如在炎热的夏天，以发汗的方式帮身体散热等。《中国居民膳食营养素参考摄入量（2023版）》推荐，学龄儿童每天饮用足量清洁卫生的白开水，温和气候下，6岁儿童每天饮水800毫升；7～11岁儿童每天饮水1 000毫升；12～14岁男生每天饮水1 300毫升，女生1 100毫升；15～17岁男生每天饮水1 400毫升，女生1 200毫升。在天气炎热、大量运动、出汗较多时，应适量增加饮水量。

核心知识点

学龄儿童应每天饮用足量的清洁卫生的白开水。温和气候下每天饮水800～1 400毫升。在天气炎热、大量运动、出汗较多时，应适量增加饮水量。

本节核心知识点

- 食物中的碳水化合物、蛋白质和脂类，是最重要的产能营养素。
- 动物性食物和豆类所含的蛋白质为优质蛋白质，在儿童膳食蛋白质推荐量中应占1/3～1/2。
- 必需脂肪酸是儿童生长发育重要的营养素，脂类也是脂溶性维生素的载体。
- 膳食中碳水化合物摄入充足，可以减少体内蛋白质分解，有助于蛋白质合成组织蛋白；也可以避免体内脂肪大量分解所造成的人体酮症酸中毒。
- 维生素和矿物质在人体内不能合成或合成不足，需要从膳食中摄入。
- 膳食纤维在全谷物、蔬菜、水果等中含量丰富。
- 学龄儿童应每天饮用足量的清洁卫生的白开水。温和气候下每天饮水800～1 400毫升。

 **本节思考题**

人体需要的营养素有哪几类?
哪些食物富含优质蛋白质?
人体需要最多的营养素是什么?
维生素可分为哪两类?

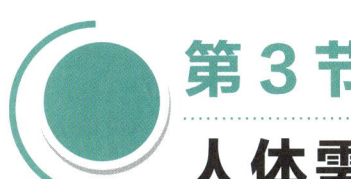

第3节
人体需要平衡膳食

我们了解了人体需要的七大类营养素，也知道了它们在身体里的不同作用。我们知道，人体的营养主要通过食物供给，营养素通过消化道对食物的消化吸收，最终在身体内发挥其作用，这一节我们重点了解一下，如何通过科学饮食、不同的食物组合，让各种营养素的能力和特点充分发挥出来。

根据来源，食物可分为植物性食物（如谷类、豆类、蔬菜、水果等）和动物性食物（如肉类、鱼类、蛋类、乳类等）。在我们的膳食中，植物性食物主要提供给人体蛋白质、碳水化合物、脂类、大部分维生素、矿物质和植物化学物质，满足人体能量所需；动物性食物在提供能量的同时，供应优质蛋白质、脂类、脂溶性维生素、矿物质等。植物性食物与动物性食物所含的营养素有所不同，每天的膳食应包括植物性食物和动物性食物，以供给人体全面的营养素。

> **核心知识点**
>
> 食物分为植物性食物和动物性食物，提供的营养素有所不同。因此，我们的膳食应该包括这两类食物。

平衡膳食有"宝塔"

为了帮助我们做到食物多样、科学合理，中国营养学会制定并推荐的中国居民膳食指南，帮助我们更方便地做到膳食平衡。其中推出各种形象生

> **核心知识点**
>
> 《中国居民平衡膳食宝塔》体现了营养上比较理想的膳食构成，5层宝塔各层面积、大小不同，形象说明了每日膳食中5大类食物构成和食量的多少。

动的工具，让大家一目了然，《中国居民平衡膳食宝塔》就是其中之一。把食物分成五大类：谷薯类（人体能量的主要来源），蔬菜水果类，肉、鱼和蛋类，奶、豆类和坚果类，油和盐。宝塔除了形象化的分类之外，还体现了营养上比较理想的膳食构成，5层宝塔各层面积、大小不同，形象说明了每日膳食中5大类食物构成和食量的多少。

第一层：谷薯类食物

谷薯类是人体能量的主要来源（碳水化合物提供总能量的50%~65%），也是多种微量营养素和膳食纤维的良好来源。

谷类包括面粉、大米、玉米、高粱等及其制品，如米饭、面条、馒头、面包、饼干、麦片等。全谷物是指保留了天然谷物的全部成分的谷物，如燕麦、糙米、荞麦等，含有的膳食纤维和维生素、矿物质等营养素比精制米面多，是理想膳食模式的重要组成。2岁以上就应保证全谷物的摄入量，以获得更多营养素、膳食纤维和健康益处。

我国传统膳食中，常见的整粒食物还有小米、玉米、绿豆、红豆、荞麦等，加工食品有燕麦片等，人们也有把杂豆与全谷物归为一类的，称为"粗粮"。杂豆包括大豆以外的其他干豆类，如红小豆、绿豆、芸豆等。薯类包括马铃薯、红薯等，可替代部分主食。

第二层：蔬菜和水果

蔬菜和水果是膳食纤维、维生素、矿物质和植物化合物的良好来源，日常生活中应多摄入这两类食物。

第三层：鱼、禽、肉、蛋等动物性食物

鱼、禽、肉、蛋等动物性食物在第三层，属于

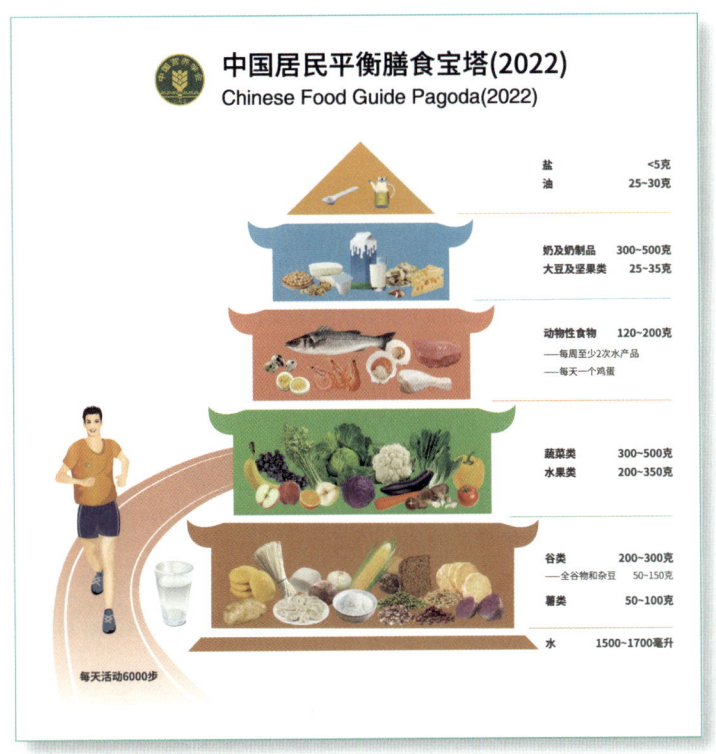

适量食用的食物，它们富含优质蛋白质、脂类、维生素和矿物质。在这类食物的选择上，宝塔建议优先选择鱼、虾、蟹和贝类等海产品。在禽、畜等肉类选择上，应以脂肪含量较低的禽类肉为主。此外，蛋类的营养不容忽视，推荐学龄儿童每天至少吃1只全蛋。

第四层：奶类、大豆和坚果

奶类和豆类是鼓励多摄入的食物。学龄儿童每天应摄入适量的大豆及其制品和坚果类。

第五层：烹调油和盐

要培养清淡饮食习惯，少吃高盐和油炸食品。尽量在家或学校进餐，少在外就餐；合理选择零食和快餐（低糖、低油、低盐、低能量为宜）。

身体活动和饮水量在《中国居民平衡膳食宝塔》中也有提示。儿童青少年应保证每天身体活动至少60分钟，增加户外活动时间。除了饮食中含的水外，儿童青少年要适量饮水。不仅要注意保证足够的饮水量，还要考虑饮用水的种类，应选择饮用清淡不含糖的饮料，白开水是最好的选择。

按"餐盘"来选择食物

除了以上的"宝塔"，中国居民平衡膳食餐盘也是一个选择食物的形象工具。它提供了在不考虑烹饪用油、盐的前提下，一餐膳食的食物组成和搭配比例。蔬菜和谷薯类在餐盘中占的面积最大，表示一餐中这两类食物最多。按照重量计算，蔬菜占膳食总重量的34%～36%，谷薯类占总膳食重量的26%～28%，水果占总膳食重量的20%～25%，提供蛋白质的动物性食品和大豆占总膳食重量的13%～17%，一杯牛奶约为300毫升。

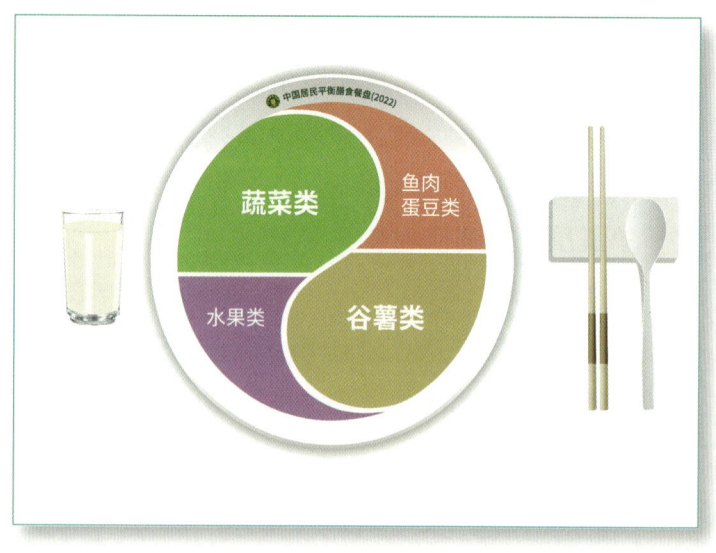

儿童的平衡膳食算盘

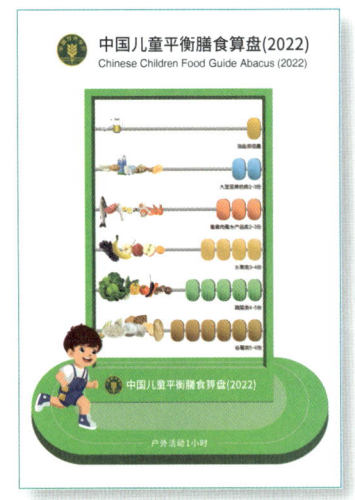

主要适用于儿童，根据平衡膳食原则将各类食物的分量转化成算盘图形。与中国居民平衡膳食宝塔不同的是，它在食物分类上，将蔬菜和水果分为两类。"算盘"共有6行，使用不同的颜色代表不同食物，彩珠的数量表示食物的多少。由下往上，浅棕色表示谷物，绿色表示蔬菜，黄色表示水果，橘红色表示动物性食物，蓝色表示大豆、坚果和奶类，橘黄色表示油和盐。算盘珠的多少代表着这类食物在一餐中推荐摄入量的多少，即在一餐中的比例。跑步的小男孩身挎水壶，表示鼓励儿童青少年要常喝白开水、天天运动。

饮食行为还有哪些

除了平衡膳食、合理营养之外，树立健康的饮食行为也很重要。饮食行为包括食物的选择与购买、食用频度、食用数量、食用方式、饮食场所等。针对儿童常见的饮食行为问题，如不吃早餐、经常在外就餐、经常食用西式快餐、食物多样性不足、大量或经常食用肉类、含糖饮料、油炸食品等高能量食物或零食，饮白开水不足、进食时注意力不集中等，营养健康教育过程中，有必要提出并鼓励儿童的健康饮食行为。

儿童的健康饮食行为要求饮食有规律，一日三餐的进食时间应该相对固定，做到定时定量。一日三餐外，可增加一次点心；合理选择零食和快餐（低糖、低油脂、低盐、低能量为宜）；进餐时要细嚼慢咽，不狼吞虎咽；不挑食、不偏食、不节食、

核心知识点

儿童的健康饮食行为包括饮食有规律、合理选择零食和快餐、禁止饮酒，进餐时要细嚼慢咽，不狼吞虎咽，不挑食、不偏食、不节食、不暴饮暴食等。

不暴饮暴食；尽量在家或学校进餐，少在外就餐；足量饮水，饮用清淡不含糖的饮料；禁止饮酒；等等。

学龄儿童上午学习比较紧张，应保证早餐的食物数量和质量。一顿营养质量高的早餐应配有一份含有碳水化合物的主食，如面包、肉包、杂粮馒头、面条、粥类等，并含牛奶、动物性食物、蔬菜水果，以保证营养均衡，干稀搭配，主副兼顾。

 **本节核心知识点**

- 食物分为植物性食物和动物性食物，它们提供的营养素有所不同。因此，我们的膳食应该包括这两类食物。
- 《中国居民平衡膳食宝塔》提供了平衡膳食的食物结构，《中国居民平衡膳食餐盘》描述了一餐膳食中各类食物的比例。为了让儿童对食物种类感兴趣，可以给他们讲解或一起制作"平衡膳食算盘"图。
- 儿童的健康饮食行为包括饮食有规律、合理选择零食和快餐、禁止饮酒，进餐时要细嚼慢咽，不狼吞虎咽、不挑食、不偏食、不节食、不暴饮暴食等。

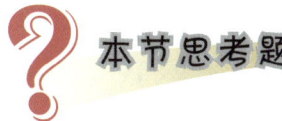 本节思考题

《中国居民平衡膳食宝塔》有哪五层?
一餐膳食的食物组成和大致比例是什么?
儿童的健康饮食行为包括哪些?

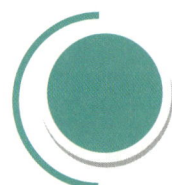

第4节
学龄儿童营养需求特点

在这一节,我们将重点介绍一下学龄儿童七大营养素需求的特点,以便于我们在实操课中更好地让孩子们懂得科学饮食的道理。

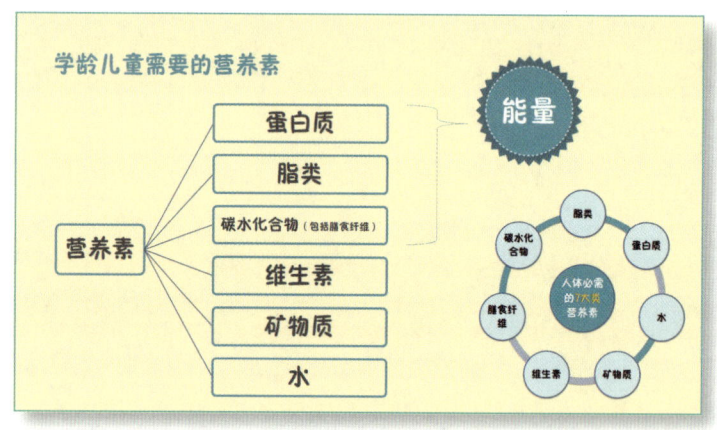

扫码看完整 PPT 课件内容,可下载带语音讲解的 PPT

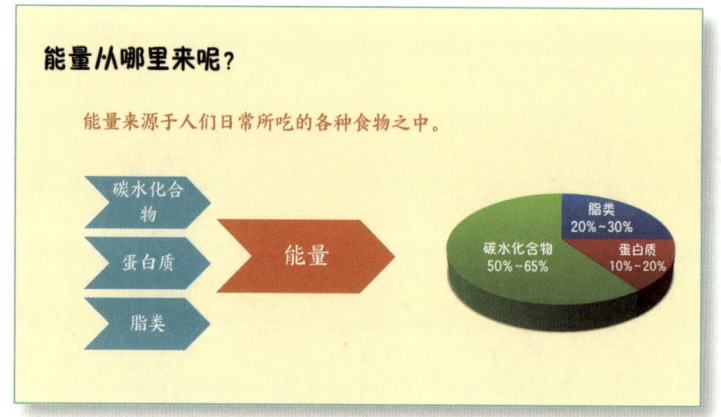

我们知道，儿童青少年所需的能量不仅要维持其生命活动，还要满足他们快速生长发育的需要，故此他们的能量需要比成年人要高。6~15岁儿童的能量推荐摄入量为每天1400~2600千卡（1千卡约为4.18千焦，下同），年龄不同、活动量不同，所需能量也有所不同。一般情况下，同龄的男孩所需要的能量高于女孩。

长期能量摄入不足可出现疲劳、消瘦和抵抗力下降，影响体力活动和学习能力，同时由于能量供应不足，人体又要维持必要的生命活动，一些能在体内代谢中产生能量的营养素，如组织中的蛋白质，被分解释放出能量以供身体所需。所以，儿童的膳食能量与蛋白质长期供给不足，会造成正常新陈代谢难以为继，导致自身组织消耗和功能障碍，甚至导致营养缺乏性疾病。

反之，能量摄入过多，则会造成人体能量过剩，过剩的能量在体内会转化为脂肪贮存起来，导致超重和肥胖。肥胖的儿童经常会出现犯困、注意力不集中现象，还易出现一些成人疾病的低龄化，如糖尿病、高血压、高血脂、代谢综合征等。目前，学龄儿童超重、肥胖检出率持续上升，高血脂、高血压、糖尿病等慢性非传染性疾病低龄化问题日益突出。

注重优质蛋白质

我们知道，儿童青少年在生长发育期间，个子不断长高，组织器官不断发育成熟，都需要蛋白质，这是其他任何物质所不能取代的。

蛋白质除了是人体所有细胞、体液、组织的重

核心知识点

6~15岁儿童能量推荐摄入量为1400~2600千卡/天，同龄的男孩所需要的能量高于女孩。

核心知识点

能量供应不足，人体又要维持必要的生命活动，一些能在体内代谢中产生能量的营养素，如组织中的蛋白质，被分解释放出能量以供身体所需。

要成分外,也是构成体内酶和激素的成分。酶蛋白具有促进食物消化、吸收和利用以及促进体内生物化学反应的作用。肽类激素(如生长激素、促甲状腺素、胰岛素等)具有调节体内各器官和生理活性成分的功能。蛋白质还构成免疫球蛋白,具有维持人体免疫功能的作用。此外,白蛋白具有调节渗透压、维持体液平衡的功能,收缩蛋白(如肌球蛋白)具有调节肌肉收缩的功能,血液中的脂蛋白、运铁蛋白、视黄醇结合蛋白具有运送营养素的作用,血红蛋白具有携带运送氧的功能。

蛋白质也能被分解,提供能量。相同重量的蛋白质和碳水化合物分解产生相同的能量。

氨基酸模式接近于人体蛋白质组成的蛋白质容易被人体充分利用,称为优质蛋白质。蛋、奶、肉、鱼,以及大豆的蛋白质为优质蛋白质。一般成人每天优质蛋白质摄入量以占总蛋白质摄入量的1/3～1/2为宜。6～15岁学龄儿童蛋白质的推荐摄入量为35～75克/天,优质蛋白质为18～30克/天。

核心知识点

优质蛋白质容易被人体充分利用。蛋、奶、肉、鱼,以及大豆的蛋白质为优质蛋白质。

不必"谈脂色变"

摄入相同重量的脂类、蛋白质和碳水化合物,脂类产生的能量最多,在三大营养素中名列榜首。但是,千万不要"谈脂色变",只要摄入的脂肪适量,再加上规律的体育锻炼、户外活动,一般不会发生肥胖。中国营养学会制定的《中国居民膳食营养素参考摄入量(2023版)》推荐,我国儿童青少年通过膳食脂肪提供的能量应占每日摄入总能量的20%～30%。

核心知识点

膳食脂肪提供的能量应占每日摄入总能量的20%～30%。

不能盲目限"碳水"

碳水化合物是人体的主要供能物质，种类很多，有淀粉、糊精、麦芽糖、果糖、乳糖、葡萄糖等。淀粉和糊精被称为多糖，麦芽糖、果糖和乳糖为双糖，葡萄糖为单糖。单糖和双糖又称简单糖，有甜味，每天的摄入量不宜超过膳食总能量的10%。糖果、糕点、甜味水果、含糖饮料和蜂蜜等食物中的糖类多为单糖和双糖。碳水化合物供给的主要来源最好是多糖，由粮谷类食物来供给，避免摄入过多的单糖和双糖等简单糖。

人体摄入充足的碳水化合物，可以减少体内膳食蛋白质的分解供能，有利于蛋白质发挥其生理功能，即碳水化合物具有节约蛋白质作用。碳水化合物供应充足，体内有足够的能量产生，也有利于氨基酸的主动转运，从而发挥生理作用。

脂类在体内分解代谢，需要葡萄糖的协同作用。当膳食中碳水化合物供应不足时，体内脂肪被动员出来，并加速分解为脂肪酸来供应能量。当大量脂肪被动用，脂肪酸在肝脏代谢过程中不能彻底氧化而产生过多的酮体，酮体产生量若超过人体利用能力，会造成酮症酸中毒。膳食中充足的碳水化合物可以防止上述现象的发生，被称为碳水化合物的抗生酮作用。

> **核心知识点**
>
> 人体的能量提供，三大营养素的推荐比例为：蛋白质10%～20%、脂类20%～30%、碳水化合物50%～65%。三大营养素比例恰当，有利于其在体内发挥生理作用。

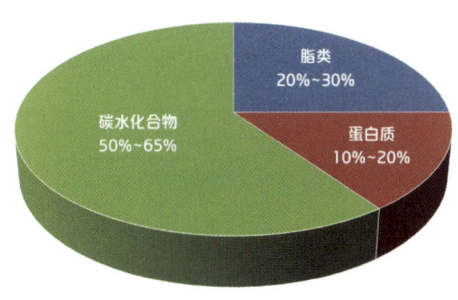

儿童需要的矿物质

矿物质是人体必需的营养素之一，它们对人体具有维持生长、修补组织、保持器官机能、调节代谢反应等重要作用。人体自身不能合成矿物质，必须通过食物摄入。

根据在体内含量的多少，矿物质分为常量元素和微量元素，常量元素共有7种，我们比较熟悉的钙、镁、钾、磷、钠为常量元素，另外还有硫和氯。微量元素种类比较多，大家熟悉的铁、碘、锌、硒等都是微量元素。维持人体代谢不可少的微量元素共有8种，除了铁、碘、锌、硒这4种外，还包括铜、铬、钴和钼。

天天喝奶的原因

人体内的钙有99%存在于骨骼和牙齿中，钙营养状况影响骨骼的健康。儿童青少年处于生长发育期，骨骼增长需要钙和其他的"原材料"，如果原材料不足，不但影响骨骼生长及身体的生长发育进程，而且由于体内钙营养不足，致骨密度峰值较低，成年后患骨质疏松的可能性加大。

奶类和奶制品中钙含量高，且容易被人体吸收利用，再则奶类中含有优质蛋白质等营养素，这是学龄儿童应该天天喝奶的主要原因。另外，虾皮、虾米和鸡蛋也是钙的良好食物来源。良好的钙营养，加上充足的运动锻炼，能有效促进儿童骨骼健康。

儿童补铁防贫血

铁是血液中红细胞的重要成分，是儿童青少年生长发育过程中不可或缺的矿物质。铁缺乏导致血液中红细胞合成障碍，红细胞体积变小，数量减少，出现缺铁性贫血。铁普遍存在于食物中，但是由于膳食中铁的吸收率不高，所以缺铁性贫血较常见。造成吸收率低的主要原因为膳食不平衡、不合理，导致铁摄入量不足。处于生长发育期的儿童，身高体重增长较快，血容量也增多，摄入体内的铁不足容易发生贫血。

食物中的铁有两种形式，即血红素铁及非血红素铁，大部分为来源于植物性食物的非血红素铁。非血红素铁的吸收受膳食因素等影响大，如粮谷和蔬菜中含有的植酸、草酸以及存在于茶叶和咖啡中的多酚类都可阻碍非血红素铁吸收。

肉、禽、鱼类食物中铁的吸收率较高，除与其中含有血红素铁有关外，也与动物肉类和肝脏中一种"肉因子"或"肉鱼禽因子"有关，此种"因子"能促进铁吸收。在一定剂量时，维生素C、维生素B_2可促进铁吸收、转运与贮存。研究发现，儿童贫血除与铁有关外，维生素B_2缺乏也是重要因素。新鲜的蔬菜和水果含有大量的维生素C。所以，要预防缺铁性贫血，还要常吃新鲜的蔬菜和水果。

> **核心知识点**
>
> 食物中的铁有血红素铁及非血红素铁两种形式。维生素C、维生素B_2可促进铁吸收。

需要更多的维生素

维生素是维持人体正常生命活动所必需的一类有机化合物,在人体内含量极微,但在人体代谢、生长发育过程中发挥至关重要的作用。

扫码看完整 PPT 课件内容,可下载带语音讲解的 PPT

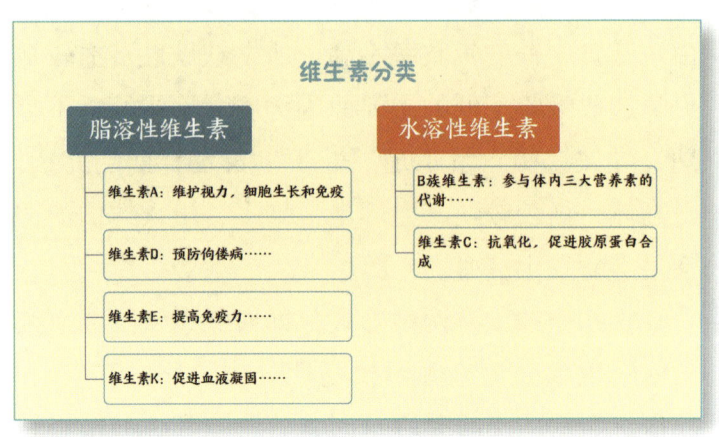

其中,维生素 A 可以形成眼睛视网膜内的视紫红质,是维护我们视力健康不可缺的物质,缺乏会造成视力下滑,容易得夜盲症和干眼症;维生素 A 还可促进儿童生长发育,能够调节儿童上皮细胞生长状态,使儿童皮肤保持湿润,避免出现皮肤黏膜角质化。维生素 D 能够对骨骼发育起到促进作用。维生素 D 存在于天然食物中,人体在接收到紫外线照射之后皮肤内的 7- 脱氢胆固醇能够自动转化为维生素 D,经常晒晒太阳,以促进体内维生素 D 的合成。维生素 D 主要存在于海鱼、动物肝脏、蛋黄、瘦肉等中。

儿童青少年的能量代谢旺盛,也需要足够的水溶性维生素,尤其是 B 族维生素如维生素 B_1(硫胺素)、维生素 B_2(核黄素)、烟酸、叶酸、维生素 B_6 和 B_{12} 等,它们与人体的物质、能量代谢有关。

第一章 营养知识必修课

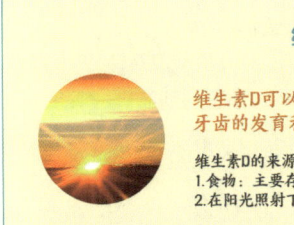

维D不可少

维生素D可以帮助人体对钙、磷的吸收和利用，促进牙齿的发育和骨骼的生长。

维生素D的来源：
1. 食物：主要存在于海鱼、动物肝脏、蛋黄和瘦肉中。
2. 在阳光照射下，皮肤中7-脱氢胆固醇转化成为内源性维生素D。

维生素D在体内合成需要经过日光中的紫外线照射。

所以，同学们要多做户外运动，经常晒晒太阳，保证足够的紫外线照射，以预防维生素D的缺乏。

扫码看完整PPT课件内容，可下载带语音讲解的PPT

 **本节核心知识点**

- 6～15岁学生能量推荐摄入量为 1 400～2 600 千卡/天，同龄的男孩所需要的能量高于女孩。
- 提供人体能量的食物主要是粮谷类和动物性食物、豆类、坚果等。动物性食物、坚果等脂肪含量高，提供的能量也高。
- 优质蛋白质容易被人体充分利用。蛋、奶、肉、鱼类，以及大豆含较多的优质蛋白质。
- 膳食中三大营养素比例恰当，有利于它们在体内发挥其生理作用。
- 奶中钙含量高，并且容易吸收。
- 食物中的铁有血红素铁及非血红素铁两种形式。维生素C和维生素B_2可促进铁的吸收、转运和贮存。

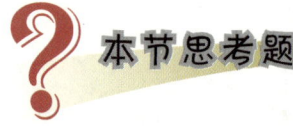

本节思考题

能量摄入不足或过多分别有什么危害?

小学生蛋白质的推荐摄入量为多少?优质蛋白质推荐摄入量又为多少?

摄入相同重量的脂类、蛋白质和碳水化合物,哪种营养素产生的能量最多?

哪些食物中钙含量高?

维生素分为哪两类?

第二章
饮食营养实操课

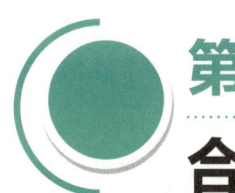

第5节
合理安排一日三餐

人们饮食的习惯、方式，已延续千百年，也与每个人生活观念和习惯有关。进食不但可以摄入各种人体需要的营养素，以满足生理功能、生长发育、防治疾病等需要，还与消化系统等身体功能相关。从儿童青少年时期开始养成良好的饮食习惯，不但对他们健康有益，也将使其获益一生。一日三餐的饮食习惯，符合中国人的身体需要，也是日常学习、生活的保障，在一日三餐基础上，注重不同时期营养的特殊需求，注重平衡膳食，就能供给身体全面的营养。

按时就餐的重要性

一日三餐，两餐间隔4～5小时。进餐次数和时间间隔是根据胃肠道工作规律以及胃部排空时间来决定的。健康人进食后，食物在胃肠道里需要4～5个小时进行消化、吸收，如果两餐间隔时间过短，就会导致胃肠道没有充分排空，胃肠道内尚有食物残留。这种情况下，继续进食就容易增加胃肠负担，导致消化不良的情况出现，还可能会刺激胃黏膜，诱发胃肠道疾病，如腹泻、腹痛等。

进食后，血液中的葡萄糖开始上升，3～4个小时后下降到空腹水平，如果两餐间隔时间过长，血糖过低，人体产生明显的饥饿感，就会出现四肢乏力、头晕、学习效率低等情况，这也说明两餐间隔最好是4～5小时。

进餐应有规律，定时定量，有利于消化器官等形成规律，有利于身体健康。

长期饮食不规律会影响到胃肠道功能，诱发胃肠道疾病。这是因为饮食不规律会干扰正常胃肠道生物节奏，例如饥饿时胃会分泌胃酸，如果得不到食物中和，胃酸在一定条件下就会对胃肠道黏膜造成损伤，引起慢性胃炎，甚至导致急性胃炎、消化性溃疡等。此外，饮食不规律还可能会导致胃肠蠕动和消化功能障碍等。除此之外，饮食不规律或者饮食不均衡，长此以往，会导致人体能量不足和营养素缺乏，造成营养不良、贫血等。

> **核心知识点**
>
> 进餐应有规律，定时定量。

学龄儿童的合理三餐

学龄儿童的合理三餐以每餐提供的能量为指标。提供能量的比例建议为：早餐占25%～30%、午餐占35%～40%、晚餐占30%～35%。

是否食用早餐及早餐的质量不但会影响学生营养素摄入量和生长发育，也会影响其上午的学习效

> **核心知识点**
>
> 早餐应吃有利于消化吸收的食物；午餐的食物量、能量应分配多一些；晚餐要清淡、适量。

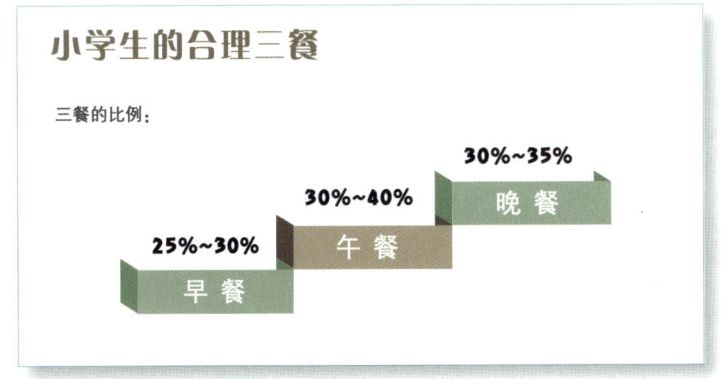

扫码看完整PPT课件内容，可下载带语音讲解的PPT

率，因此应该每天吃早餐。早晨刚醒来时，由于消化功能还未完全正常，食物品种的安排上要注意：①提供有益于促进食欲、有利于消化吸收的食物；②保证充足的碳水化合物、蛋白质、脂类等；③食物多样、易消化，尽可能提供上午活动所需要的能量和营养素，这样学生上课时才可以快速进入状态，因为动脑子的时候，脑细胞唯一能量来源就是葡萄糖，而碳水化合物经过分解，可以为人体提供足量的葡萄糖。

其次，孩子需要养成一个良好的饮食习惯，早餐的质量影响了孩子整天的能量以及营养素摄入，同时也关乎着孩子的精神状态以及成长发育，所以一定要把早餐吃好才可以精力充沛。

午餐是承上启下的一餐，要补充上午的能量和营养素消耗，为下午的学习和活动提供能量和营养物质的保障，因此午餐非常重要。午餐的食物品种和数量应该多一些，是一日三餐中最多的，否则下午的学习和活动会因为能量摄入不足而受影响。

晚餐是家人团聚用餐的时刻，一般菜肴较丰富。但是，由于晚饭后一般不会有很多的身体活动，即使是睡觉较晚，也不宜吃过多的食物，所以晚餐宜清淡、适量。

扫码看完整 PPT 课件内容，可下载带语音讲解的 PPT

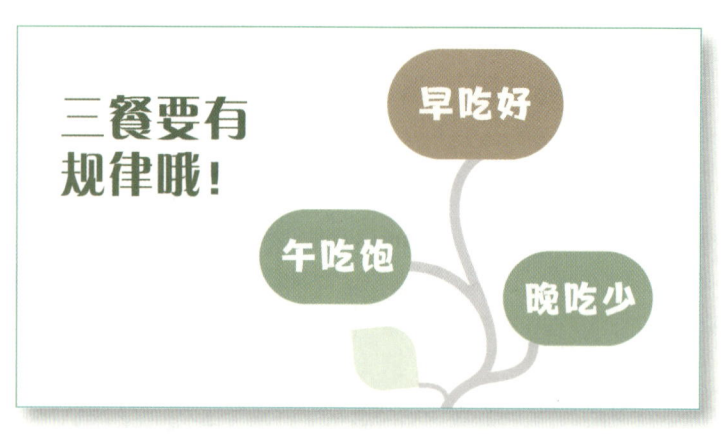

本节核心知识点

- 进餐应有规律,定时定量。
- 早餐应吃有利于消化吸收的食物,品种至少应包括三大类食物;午餐的食物量、能量应分配多一些;晚餐要清淡、适量。

本节思考题

早餐的食物安排需要注意什么?

一日三餐提供的能量是一样的吗?

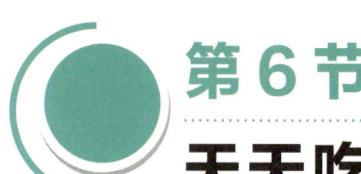

第6节
天天吃好早餐

通过上一节的学习,我们知道了饮食规律的重要性,早餐是同学们一天生活的开始,要提供我们充足的能量和营养素,这样我们才能精力充沛,充满活力,更好地进入学习状态。

不好好吃早餐的危害

如果不好好吃早餐,上课时容易出现血糖降低、精神疲乏,从而注意力不集中,影响学习时间,长此以往会导致营养摄入不足、免疫力降低等严重问题。

晚餐后经过一夜的睡觉,胃内食物已排空,如果不进食早餐,容易导致空腹时间过长,胃部可能会分泌大量胃酸,引发消化道疾病,不利于身体健康。可见,不吃早餐容易导致胃肠功能紊乱,使胃肠道功能出现障碍,会诱发腹胀、腹痛等症状。

有研究表明,经常规律吃早餐的学生比不规律吃早餐的学生成绩好,而且规律吃早餐还有助于体重的维持,因为早餐吃不饱,人在午饭时会出现强烈的空腹感和饥饿感,不知不觉会吃下过多的食物,结果容易导致肥胖。因此,吃好早餐很重要。

怎么才算吃好早餐

早餐的食物品种要多样，色彩丰富，适当变换口味，以提高食欲。

早餐食物种类应包括以下四类食物中的三类或全部。

谷薯类：如馒头、包子、全麦面包、面条、红薯、玉米、米饭、米线等。

蔬菜水果类：新鲜蔬菜如西红柿、黄瓜、绿叶菜等；水果如橙子、苹果、香蕉、梨等。

动物性食物：如奶类、鸡蛋、鱼、虾、鸡肉、猪肉、牛肉等。

豆类及坚果：豆类如豆浆、豆腐脑、豆腐干等；坚果如核桃、榛子、开心果等。

早餐食物要避免油炸食品。

> **核心知识点**
>
> 早餐食物种类至少要包含谷薯类、蔬菜水果类、动物性食物、豆和坚果这四类食物中的三类或全部。

营养早餐 —— 一看种类、二看内容

- 包含4类食物 ★★★ 最好
- 包含3类食物 ★★ 较好
- 包含2类及以下食物 ★ 较差

"四大金刚"组成的混合性食物在胃内停留时间较长，能持续而平稳地维持正常血糖水平，保证小朋友们一上午的学习，是真正的"营养早餐"！

扫码看完整 PPT 课件内容，可下载带语音讲解的 PPT

 **本节核心知识点**

- 早餐食物种类至少要包含谷薯类、蔬菜水果类、动物性食物、豆类和坚果这四类食物中的三类。

 **本节思考题**

为什么一定要吃早餐且要吃好?
怎样的早餐符合营养要求呢?

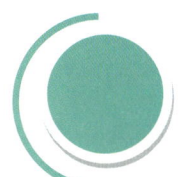

第7节
喝好奶、喝足奶

我们知道，奶及其制品含有丰富的营养素，如蛋白质、脂肪、维生素和矿物质等，不但营养成分丰富，而且组成比例适宜，容易消化，是特别适合中小学生的营养食品。经常食用的奶类食品是牛奶和羊奶，经浓缩、发酵等工艺可制成奶制品，如奶粉、酸奶、炼乳等。

鲜奶的营养成分

营养素	含量		RNI %（10岁）	
	100ml	300ml	女童	男童
蛋白质（g）	3	9	18	18
维生素B_2（mg）	0.14	0.42	42	42
钙（mg）	104	312	31.2	31.2
镁（mg）	11	33	15	15
锌（mg）	0.42	1.26	18	18
硒（mg）	1.94	5.82	14.5	14.5

扫码看完整 PPT 课件内容，可下载带语音讲解的 PPT

营养成分大揭秘

奶及其制品氨基酸种类齐全，量充足，比例合适。牛奶中的氨基酸种类与人体比较接近，符合人体的营养需要，是优质蛋白质的重要来源。奶中的脂肪多为短链和中链脂肪酸，极易被人体吸收。奶类还是维生素和矿物质的良好来源，它含有维生素

核心知识点

奶及其制品中三大营养素比例——

蛋白质含量为3%~4%，是优质蛋白质。

脂肪含量为3%~5%，脂肪颗粒很小，呈高度分散状态，容易吸收。

碳水化合物含量为3.4%~7.4%，主要是乳糖。

扫码看完整PPT课件内容，可下载带语音讲解的PPT

A、维生素D、维生素B_2、维生素B_1和烟酸等维生素；矿物质以钙、磷、钾等为主，特别是钙，不仅含量高，钙磷比例合适，钙的吸收率比较高，是人体钙的良好来源。

我国规定每100克纯牛（羊）奶中蛋白质含量≥2.9克、脂肪含量≥3.1克、非脂乳固体≥8.1克。需要注意的是，市场上有很多名目繁多的奶制品，其实是含乳饮料。它们是以牛奶为原材料，在加工过程中加入适量的水、蔗糖等辅料，经配制或发酵制成。纯牛奶和含乳饮料的营养成分含量完全不可同日而语，每100克配制型含乳饮料中的蛋白质含量仅≥1克，每100克发酵型含乳饮料中的蛋白质含量仅≥1克，每100克乳酸菌饮料中的蛋白质含量仅≥0.7克，本质上只是饮料。

奶类的营养

- 蛋白质——含量为3%~4%，是优质蛋白质
- 脂肪——含量为3%~5%，脂肪颗粒很小，呈高度分散状态，容易吸收
- 碳水化合物——含量为3.4%~7.4%，主要是乳糖

维生素和矿物质的良好来源。钙磷比例合适吸收率比较高，好的补钙的效果

奶和奶饮料的差别：
- 含乳饮料中的蛋白质含量仅≥1%
- 纯牛奶是用新鲜优质的牛奶，经有效的加热杀菌处理后，分装出售的饮用奶
- 乳饮料是以牛奶为原料，在加工过程中加入适量的水、蔗糖等辅料，经有效杀菌，有的还加入乳酸菌发酵制成

含乳饮料本质上是饮料

奶及奶制品的种类

一是巴氏杀菌乳，将牛乳经过低温杀菌后制成的牛奶。优点是利用低温杀死病菌又能尽量保持牛乳中营养物质。然而，经巴氏消毒后，仍保留了小部分无害或有益、较耐热的细菌或细菌芽孢，因此

巴氏杀菌乳要在4℃左右的温度下保存，且一般只能保存3~7天。市场上常见的包装有塑料瓶、玻璃瓶、新鲜屋等。

二是超高温灭菌奶，是指在135~150℃的温度下，进行4~15秒的瞬间灭菌处理，可完全破坏微生物和芽孢。优点是可以在常温下保存较长时间，缺点是高温导致了一些营养物质的流失。

三是酸奶，在消毒鲜奶中接种乳酸杆菌等并使其在控制条件下生长繁殖而制成。牛奶经乳酸菌发酵后，乳糖、蛋白质和脂肪有部分分解，游离的氨基酸和肽类增加，因此更易消化吸收，是膳食中钙和蛋白质的良好来源。酸奶中乳糖减少，乳糖不耐受的人也可以饮用。研究发现，经发酵的酸奶对人体健康的益处还包括改善乳糖不耐受症、改善便秘等。

其他主要的奶制品还有奶粉、奶酪等。

奶粉是用鲜奶浓缩干燥而成的，即以新鲜牛奶或羊奶为原材料，用冷冻或加热的方法，除去乳中几乎全部的水分。食用前，用饮用水冲调，就成为牛奶的状态，一般37.5克奶粉可以冲调成300毫升液态奶。制作奶粉的工艺流程包括原材料奶的验收、奶的预处理以及杀菌、浓缩、喷雾干燥、冷却、包装、成品等过程，有严格的食品卫生措施。奶粉中含有鲜奶的营养成分，组成比例适宜，容易消化吸收。

奶酪的英文是cheese，常被称为芝士，是用消毒后的奶加入发酵剂，使得奶中的蛋白质变性，产生凝块，再把凝块挤干固化制成奶酪。1千克奶酪制品是由10千克的牛奶浓缩而成的，其含有丰富的蛋白质、钙、脂肪、磷和维生素等营养成分。就工艺而言，奶酪是发酵的牛奶；就营养而言，奶酪是浓缩的牛奶。

天天喝好奶、喝足奶

奶类及奶制品营养丰富，富含钙，是优质蛋白质和 B 族维生素的良好来源，所含营养素易被人体消化吸收。增加奶类摄入，有利于儿童青少年生长发育和骨质健康，增强人体的免疫力。学龄儿童应每天摄入 300 毫升及以上的鲜奶或相当量的奶制品，可选择鲜奶、酸奶、奶粉或奶酪。按照鲜奶中蛋白质含量折算，常用奶制品的量如下：

300 毫升牛奶 = 300 毫升酸奶 = 37.5 克奶粉 = 30 克奶酪

在选择酸奶时，可选择不添加或少添加糖的品种；奶酪应选择含盐低的。有乳糖不耐受的儿童可以选择酸奶、奶酪或其他低乳糖产品。

改善乳糖不耐受

奶类及其制品中的糖类主要是乳糖，需要在肠道中由乳糖酶消化、分解、吸收。有些人肠道中乳糖酶量减少或者乳糖酶活性不高，不能完全消化和分解乳糖，乳糖会引起胃部不适或非感染性腹泻等症状，称为乳糖不耐受症或乳糖酶缺乏症。有乳糖不耐受者可食用酸奶，因为牛奶中的乳糖在制作酸奶过程中转变为乳酸，可以避免乳糖不耐受的现象。

此外，要改善乳糖不耐受情况，还可以采用以下方法：①注意喝奶时间。不空腹饮奶，在正餐或

> **核心知识点**
>
> 对牛奶过敏或对乳糖不耐受者可饮用酸奶或酸奶制品。

餐后 1~2 小时内饮奶。②合理搭配食物。饮奶的同时搭配食用固体食物，如饼干、面包、麦片等。③调整食用方法，少量多次饮奶。每天分 2 次或 3 次饮用，开始时每次可从 50 毫升开始，以后逐渐增加饮用量。④选择低乳糖的奶制品，如酸奶、奶酪或低乳糖奶。

本节核心知识点

- 饮用奶与奶饮料的主要差别在于奶饮料在制作中添加了水等其他物质，其蛋白质含量低于饮用奶。
- 奶酪是浓缩的牛奶，其蛋白质等营养成分的含量相当于牛奶的 10 倍。
- 对牛奶过敏或对乳糖不耐受者可饮用酸奶或酸奶制品。

本节思考题

为什么乳糖不耐受者食用酸奶时不会出现乳糖不耐受的症状？

奶饮料与饮用奶的营养价值有什么不同？

多少克奶粉可冲制成 300 毫升饮用奶？

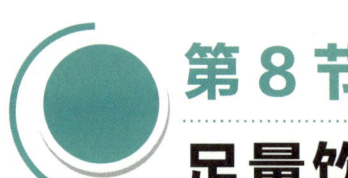

第8节
足量饮水、正确选择饮料

我们知道，人体的生命活动都离不开水。食物中营养素的消化吸收需要水，各种营养物质如碳水化合物、蛋白质等要变成悬浮于水中的胶体状态才能被吸收。消化液、血液、尿液、汗液等产生需要水。氧气和营养物质依靠血液运送到组织细胞，代谢废物通过尿液排出体外。人体体温调节也需要水，如在炎热的季节，环境温度往往高于体温，人就靠出汗，降低体温。而在天冷时，体内储存的水分可使人体不致因外界温度过低而使体温发生明显的波动。此外，水是人体内的润滑剂，它能滋润皮肤、润滑关节囊腔等，减少摩擦受损，增加灵活性。眼泪、唾液也都起到润滑剂作用。

人体内水有三个来源、四个去路，维持体内水平衡。

体内水的三个来源为饮水及饮料、食物中水分以及体内物质代谢过程中产生的水，第三个来源的水又称为内生水。体内水排泄的四个去路为：尿液（肾脏）、汗液（皮肤）、呼吸（肺）和粪便（大肠）。正常情况下，进入人体的水量与排泄的水量是相平衡的。

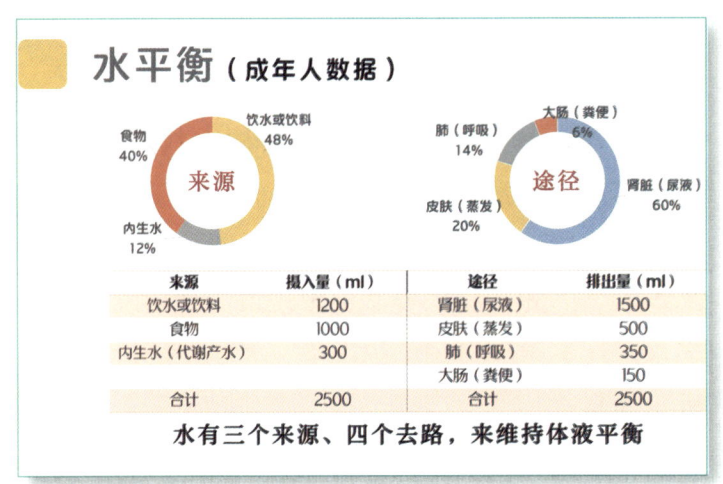

扫码看完整PPT课件内容，可下载带语音讲解的PPT

饮水不足影响健康

目前有充足的证据表明，饮水不足会降低人体的认知能力、身体活动能力，并增加肾脏及泌尿系统染病风险；增加饮水量，可降低肾脏及泌尿系统结石的发生。

日常生活中，鼓励人们多喝白开水，而人们常把饮料与水混淆。常见的包装水或饮料包括11类：包装饮用水、果蔬汁类及其饮料、蛋白质饮料、碳酸饮料（汽水）、特殊用途饮料、风味饮料、茶（类）饮料、咖啡（类）饮料、植物饮料、固体饮料和其他饮料。许多饮料中都加入糖或香精色素等，以改善口味。经常饮用含糖饮料，会改变人们的口味和对食物选择，容易对高甜度食物和饮料产生"依赖"。因此，饮水不推荐以含糖饮料代替，儿童青少年少喝或不喝含糖饮料。值得重视的是，与成年人相比，儿童更容易脱水。研究发现，脱水儿童的听觉数字广度、图像识别能力等有降低倾向。给予一定量的水分补充（100～200毫升）后，

核心知识点

儿童比成人更容易脱水，应每天主动少量多次饮水。

认知能力有所提高。每天饮水，要少量多次，以使身体保持良好状态。

是否缺水可从口渴与否、排尿次数、尿液量、尿液颜色等来判断。

（1）口渴：如果出现口渴，说明身体已经明显缺水了。因此，我们要避免出现口渴现象，应主动喝水。在不感到口渴的情况下，间隔一段时间，喝少量的水。

（2）排尿次数和排尿量：当排尿次数和尿液量比平时有所减少时，提示水分摄入过少，可能出现缺水状态。

（3）尿液颜色：水分摄入充足时，正常的尿液颜色为透明黄色或是浅黄色。当尿液颜色加深，呈现黄色时可能摄入水分偏少，呈现较深黄色和深黄色时提示缺少加重。

尿液颜色和水合状态	
颜色	水合状态
透明黄色	水分充足，水合状态适宜
浅黄色	水分充足，水合状态良好
黄色	水分较少，存在脱水风险
较深黄色	水分不足，脱水状态
深黄色	缺少水分，脱水状态

这样饮水利于健康

我国唐代著名医家孙思邈在《千金要方》中就提到"不欲极渴而饮，饮不欲过多"。正确的饮水方法是，不要等到渴了才喝水，一次也不可喝水过多，即每次饮水宜少，喝时要小口喝。学龄儿童应每天少量多次、足量饮水。水杯放在书桌或书包内，可以在课间喝水100～200毫升。在天气炎热、大量运动出汗较多时，应适量增加饮水量，平时应不喝碳酸饮料。

饭后不要立刻喝水，否则会冲淡、稀释唾液和胃液，使蛋白酶的活性减弱，影响食物的消化吸收。饭后半小时可饮水100～200毫升。

喝水要喝温水，不喝凉或冰水。喝凉或冰水会使胃肠黏膜突然遇冷，毛细血管突然收缩会引起胃肠不适。当然，也不能喝过烫的水，容易破坏食道黏膜，造成黏膜损伤等。因此，喝水时适宜的水温是10～30℃。

> **核心知识点**
>
> 1. 主动饮水，每次100～200毫升。
> 2. 不喝碳酸饮料、不喝刺激性饮料。
> 3. 饭后不立刻喝水。
> 4. 喝水时适宜的水温是10～30℃。

含糖饮料的健康危害

含糖饮料是指在制作饮料过程中人工添加糖超过5%的饮品。我国市售饮料含糖量多在8%～11%。所谓添加糖，是指人工加入食品、饮品中的糖类，主要是单糖和双糖，如常见单糖的葡萄糖、果糖，双糖的蔗糖、乳糖或麦芽糖等。我国《食品安全国家标准 饮料》（GB 7101—2022）中将饮料分为11个类别，其中，含糖饮料主要包括有碳酸饮料、果蔬汁饮料、运动饮料、茶饮料、含乳饮料、植物蛋白质饮料、咖啡饮料等。

核心知识点

少喝或不喝含糖饮料，不能用含糖饮料代替水。

我国18个省市（自治区、直辖市）13 083名调查对象开展的食物消费量数据显示，含糖饮料的消费人群主要集中在7～12岁、13～17岁和18～29岁人群，糖摄入量最高的饮料为碳酸饮料、果蔬汁及饮料和茶饮料，分别占7.1%、3.8%和2.5%。含糖饮料作为纯能量食物饮料，过量饮用，会增加患龋齿、肥胖的风险。一些研究显示，经常摄入含糖饮料会产生多种不良健康影响，包括心脏病、肥胖、糖尿病等风险增加。世界卫生组织相关报告也表明，过量摄入添加糖与全球范围内健康问题的日益流行有关。建议不喝含糖饮料，更不能用含糖饮料代替水。

《中国居民营养与慢性病状况报告（2020年）》显示，2019我国成年居民超重肥胖率已过半数，儿童青少年超重肥胖率逼近20%。超重肥胖是糖尿病、冠状动脉粥样硬化性心脏病、癌症等诱因，已经成为严重的公共卫生问题。足够的证据表明，过度摄入添加糖、含糖饮料会增加糖尿病等慢性病、龋齿的发病风险，长期饮用会诱发超重肥胖，超重肥胖进一步成为慢性疾病的诱因。

扫码看完整PPT课件内容，可下载带语音讲解的PPT

含糖饮料对健康的危害

国家食品安全风险评估委员会对我国18个省市（自治区、直辖市）13083名调查对象开展的食物消费量数据分析结果显示，含糖饮料的消费人群主要集中在7-12岁、13-17岁和18-29岁人群。居民糖摄入量贡献最高的为碳酸饮料、果蔬汁及饮料和茶饮料，分别占7.1%、3.8%和2.5%；含糖乳饮料的贡献率为1.4%，其他含糖饮料合计占2.9%。

多数饮料都含有糖。过量饮用，会增加患龋齿、肥胖的风险
饮料虽美味，饮水更健康

- 不喝或少喝含糖饮料
- 不能用饮料代替水

要减少含糖饮料摄入,在选购饮料时挑选不含糖或者含糖量低的饮品很重要。首先,人们可以从饮料瓶标签上获得相关信息。先看一下配料表中是否含有糖,如白砂糖、蜂蜜、果葡糖浆、玉米糖浆等,再看营养成分表中的碳水化合物的含量。

下表为一饮料标签中的营养成分表,从中可见,该饮料每100毫升中碳水化合物含量达11.2克,即在一瓶500毫升饮料中含有56克的糖。中国营养学会参考了世界卫生组织的建议,提出每天添加糖摄入量不应该超过50克,最好控制在25克以内。这瓶饮料中的糖含量明显超过了此建议值。

营养成分表

项目	每100毫升	推荐每日摄入量占比参考值
能量	190千焦	2%
蛋白质	0	0%
脂肪	0	0%
碳水化合物	11.2克	4%
糖	11.2克	4%
钠	12毫克	2%

给儿童提供温的白开水,可以帮助儿童养成科学的饮水习惯。家里不买或少买可乐、果汁等饮料,避免将含糖饮料作为奖励或零食提供给儿童。家长也可以在家自己制作不同口味的水,比如加柠檬或薄荷叶于水中,或者自制红豆汤、绿豆汤等。

果蔬汁不能代替果蔬

核心知识点

果蔬汁制作中维生素和膳食纤维丢失，因此其营养价值比新鲜蔬菜水果低。

蔬菜水果中富含天然成分和有机酸等，能增加食欲，帮助消化，同时蔬菜水果中也富含维生素和矿物质，是人们膳食中维生素和矿物质的良好来源。将蔬果制成蔬果汁的过程中，需要将整个或整株的水果或蔬菜捣碎和压榨，可使某些易氧化的维生素被破坏，而且制作过程中常会将蔬菜水果中的膳食纤维滤去，导致果蔬汁中维生素、膳食纤维等丢失。果蔬汁整体营养价值下降，不能代替新鲜蔬菜水果。

如果不是自榨的果汁，在果汁生产的过程中会因工艺需要，会添加一些食品添加剂，如甜味剂、防腐剂，以及使果汁清凉的凝固剂和防止果汁变色的添加剂等，这些物质在按照标准添加的前提下不会有食用安全问题，但也会一定程度上影响到果蔬汁的营养质量。成品果蔬汁制作中的加热灭菌工序，也会使水果的维生素受损。

因此，对于能食用新鲜水果的人来说，直接吃完整的水果永远是营养学上最好的选择。

 **本节核心知识点**

- 生命活动离不开水,因此人体水平衡非常重要。
- 儿童比成人更容易脱水,应每天主动少量多次饮水,每次 100～200 毫升。
- 不喝或少喝碳酸饮料,不喝刺激性饮料。
- 饭后如需喝水,可在半小时后,量以 100～200 毫升为宜。
- 喝水时适宜的水温是 10～30℃。
- 不能用含糖饮料代替水。
- 果蔬汁制作中维生素和膳食纤维丢失,因此其营养价值比新鲜蔬菜水果低。

 **本节思考题**

购买市售含糖饮料时,可从哪里了解其中的糖含量?

含糖饮料对健康的影响表现在哪些方面?

有利于健康的饮水方式包括哪些方面?

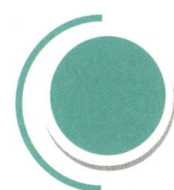

第9节
合理选择零食

零食是指正餐（早餐、午餐、晚餐）以外所吃的各种少量食物和（或）饮料（不包括水）。吃零食是一种普遍现象，但中小学生该不该吃呢？学龄儿童正处于长身体的特殊时期，对能量和各种营养素的需要量较大，同时由于肠胃功能发育还不完善，有时正餐提供的能量和营养略有不足，或不能完全被身体所消化吸收。另外，学龄儿童活泼好动，能量消耗大，往往需要正餐外的食物加以补充。

既然学龄儿童需要适量的零食补充能量和营养，那该选择哪些食物做零食呢？坚果中的核桃、杏仁、栗子等含有较多的微量元素，可益智健脑；新鲜水果能补充维生素C等营养素；奶及奶制品可提供丰富的优质蛋白质和钙等，这些食物都是零食的好选择。然而，零食中含的营养素远远不如正餐食物中的营养素均衡、全面，而且零食中的糖、盐、添加剂含量一般明显高于正餐，因此，零食摄入要适量，千万不能够以零食来代替正餐。同时，零食作为合理膳食的组成部分，不要仅从口味和喜好选择零食，而是要更多关注其中的营养，这样才能发挥零食的作用，促进学龄儿童健康成长。

小朋友们该不该吃零食呢？

- 儿童青少年正处于长身体的特殊时期，对能量和各种营养素的需要量较大，但由于肠胃功能发育还不完善，有时一些正餐不能完全被身体所消化吸收
- 小朋友们天生好动，能量消耗大
- 需要正餐外的能量补充

扫码看完整PPT课件内容，可下载带语音讲解的PPT

零食怎么选、如何吃

学龄儿童应合理选择零食，不以零食代替正餐。所以，不要在接近正餐时间吃，以免影响食欲。零食可安排在两餐之间，即在午餐或晚餐前至少1小时。看电视时不宜吃零食，因为边看边吃，容易不知不觉地吃进太多零食。睡前吃零食会增加胃肠道负担，影响睡眠，如果不注意刷牙，还会增加龋齿可能，临睡前也不宜吃零食。

零食只是学龄儿童获得营养素的"次要渠道"，在量上应加以限制，并在品种上进行选择。例如，上午可吃少量能量较高的食品，如一块蛋糕或2~3块饼干；午睡后喝一杯酸奶，下午吃一点水果；晚餐后不要再吃零食，可在睡前1小时或1.5小时喝一杯牛奶。

学龄儿童可以经常食用的零食如下，可以根据情况选择。谷类包括松脆的面包、蛋糕、煮玉米、无糖或低糖燕麦片、全麦饼干、无糖或低糖全麦面包等，可作为学龄儿童的加餐。薯类以蒸、煮的烹饪方式有利于其营养成分的保存与消化吸收，香喷

扫码看完整PPT课件内容,可下载带语音讲解的PPT

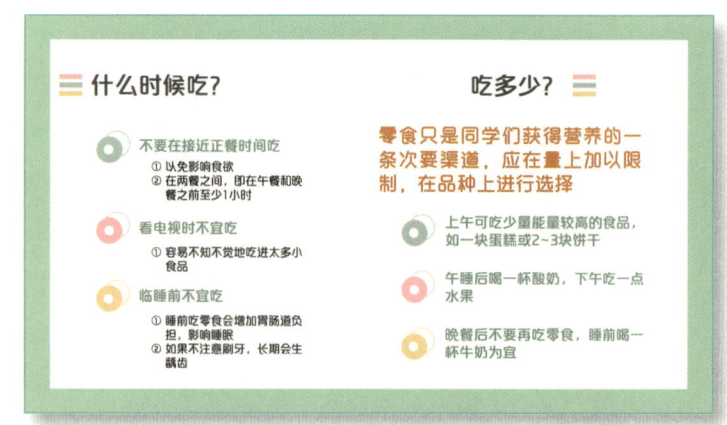

喷的烤红薯、面软可口的蒸土豆泥都是不错的选择。纯鲜牛奶、纯酸奶、水煮蛋等营养丰富,富含蛋白质、钙、铁、锌等元素,有益健康。新鲜的蔬菜、水果,如西红柿、黄瓜等蔬菜和橙子、香蕉、苹果、梨等水果,富含维生素、矿物质和膳食纤维,也可以与鲜奶、酸奶一起食用,增加风味,也可提供蛋白质和钙。坚果类食物如花生、瓜子、开心果、榛子、核桃、松子等,富含多种维生素、矿物质和卵磷脂,对儿童和青少年具有健脑益智作用。饮料包括红豆汤、绿豆汤,不加糖的鲜榨橙汁、西瓜汁、芹菜汁、胡萝卜汁等。

选购零食时,要选择品名、配料表、净含量、厂名、厂址、生产日期、产品标准和保质期等食品标识齐全的产品,并尽量到一些信誉比较好的大商场、大超市购买。

| 膨化类、油炸类、糕点类、糖果类零食,浅尝辄止 | 牛肉干、巧克力等零食适量食用 | 新鲜蔬菜、新鲜水果、纯牛奶等,每天食用 |

不宜于学龄儿童食用的零食主要有：油炸食品、膨化食品、腌制类食物、加工类肉食品（包括肉干、肉松、香肠等）、话梅蜜饯类食品、糖果、碳酸饮料、冷冻甜品类食品（包括冰激凌、冰棒和各种雪糕）及烧烤类食品。这些食品通常美味，但含糖量高，有些钠含量较高，有些脂肪含量较高，不适宜学龄儿童食用。

> **核心知识点**
>
> 不适宜学龄儿童食用的零食往往含糖量高，或含钠量高，或脂肪含量较高。

中国儿童青少年零食指南

《中国儿童青少年零食指南（2018）》以儿童青少年身体发育需要，以及营养学指南等为依据制成，面向社会发布，并推荐学校、家庭参考使用。具体可以参考向公众推荐的扇面图，来帮助孩子科学食用零食。扇面图共有10个纵向扇形区域，分别代表10类可以作为零食的食物，并根据每一类零食的营养特点和制作方式，以绿色、黄色和橙色表示三个推荐级别：绿色为可经常食用，黄色为适当食用，橙色为限量食用。

可经常食用的零食为营养素含量丰富，多为含有或添加低油、低盐、低糖的食品和饮料。这些食

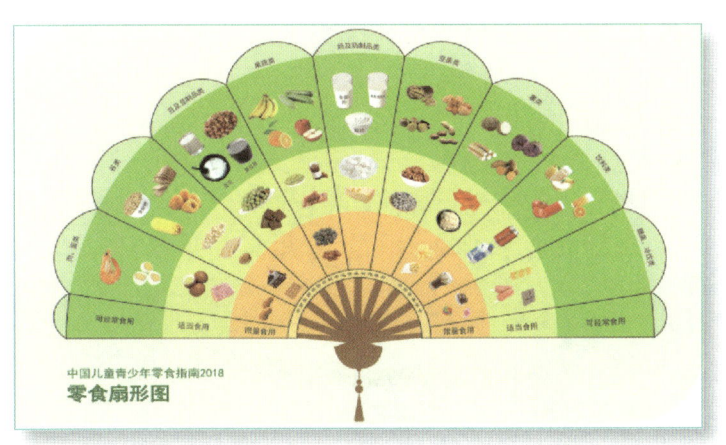

中国儿童青少年零食指南2018
零食扇形图

> **核心知识点**
>
> 在扇面绿色区域的零食可以经常食用，黄色区域的零食可适量食用，橙色区域的零食应限量食用。

物既可提供一定的能量、膳食纤维、钙、铁、锌、维生素 C、维生素 E、维生素 A 等人体必需的营养素，又避免摄取过量的油、糖和盐，这些零食属于有益于健康的零食。

适当食用的零食为营养素含量相对丰富，但是却含有或添加中等量油、糖、盐等的食品和饮料。

限量食用的零食为含有或添加较多量油、糖、盐的食品和饮料，提供能量较多，但几乎不含其他营养素。经常食用这样的零食会增加超重与肥胖、患高血压以及其他慢性病的风险，对这类零食是限量食用，但并非完全禁止食用。

 本节核心知识点

- 坚果、奶及奶制品是零食的好选择。
- 不适宜学龄儿童食用的零食往往含糖量高，或含钠量高，或脂肪含量较高。

 本节思考题

如何使用零食扇面图来选择适宜学龄儿童食用的零食？

学龄儿童在什么时间段食用零食最佳？

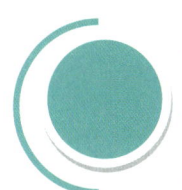

第 10 节
减少在外就餐

近年来，越来越多的家庭和儿童选择在外就餐。有调查表明，中国 6～17 岁儿童青少年在外就餐普遍。在外就餐时，选择的菜肴和食物多为高能量、高脂肪、口味重之类的，长期食用会增加健康风险。社会各界普遍提倡回归家庭就餐；在外就餐应合理搭配餐食，注意平衡膳食结构，控制能量摄入。

餐馆菜肴比较油腻，而且调味往往较重，盐加入量多。有时候为了提高菜的鲜味，还会放入过量的味精。盐和味精中都含有钠，摄入过多的钠会升高人体血压，对健康产生不良影响。餐馆菜肴中碳水化合物提供的能量占总能量的比例会降低，各类食物比例不均衡，高温烹调对营养素（如维生素）破坏较多。经常在餐馆吃饭，膳食能量摄入和能量密度高于在家就餐。比如，同样吃 100 克的馒头和红烧肉，红烧肉比馒头提供的能量高，即单位重量红烧肉的能量密度比馒头高。能量摄入太多，超过人体能量需要，就会在体内转化为脂肪，导致超重肥胖。一般肥胖者体内的内分泌代谢会发生变化，是公认的慢性病的危险因素。

> **核心知识点**
>
> 经常在外就餐，会摄入较多的能量、脂肪，钠盐摄入多。维生素破坏造成营养不平衡。

在外就餐的营养建议

首先，选择干净、卫生的就餐场所。其次，进餐时要注意饮食卫生。比如，吃火锅时，不要为了鲜嫩，不等生肉或其他食材煮熟就下肚，当动物性食品与蔬菜一起食用时，因为蔬菜容易熟，可先放入动物性食品煮再煮蔬菜类。不宜将蔬菜煮的时间过长，以免破坏蔬菜中营养。第三是点菜时注意食物多样，荤素搭配。在外就餐时，容易忽略主食，以至于餐食缺少碳水化合物，点菜时注意蛋白质、脂类、碳水化合物均衡。

对学龄儿童来说，还有一些特别的外出就餐提醒，如冷荤菜肴最好少吃，尤其是一些肉类，如酱肘子、卤牛肉等。因为儿童抵抗力差，肠胃功能也比较弱，吃多了容易积食，甚至引起胃肠疾病。油煎或烧烤类食物不易消化吸收，多吃也易引起学龄儿童胃肠功能紊乱。儿童的消化系统容易发生紊乱，均衡饮食可以防止胃胀、积食、消化不良、腹泻等发生。

此外，尽量不点或少点煎炸食品和高脂菜肴。同样的食品原材料，多点相对清淡的菜肴，如清蒸、清炖、炒、酱卤、白煮、凉拌、汤菜等菜肴，因为相同的食品原材料，经煎炸后，能量大大增加。如100克鸡翅含能量约240千卡，做成炸鸡翅后能量可达337千卡；100克面粉做成馒头含能量360千卡，做成油条后含有的能量几乎翻倍，达626千卡。

在外就餐时，还要记得多吃蔬菜和豆制品，香菇、木耳、冬笋也可以吃一些。动物性食物中一定要选择鱼类，最好是深海鱼类，如三文鱼、金枪鱼、沙丁鱼、平鱼（鲳鱼）等，这些深海鱼能够提供儿童大脑发育所必需的必需脂肪酸DHA、EPA等。吃自助餐时，注意做到不要过量。选择清淡的饮料，不喝或少喝含糖饮料。

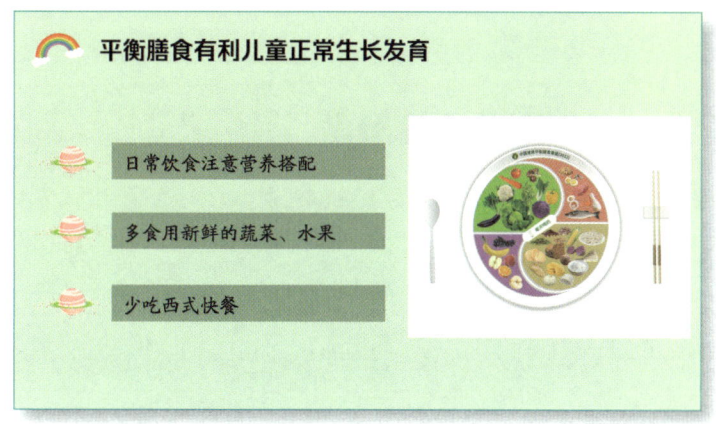

扫码看完整PPT课件内容，可下载带语音讲解的PPT

不要常吃西式快餐

西式快餐的食物制作方式多以煎、炸、烤为主，如薯条、炸鸡等，所含的能量较高。一份西式快餐中所含的能量相当于一个成年人一天所需要的能量，而且西式快餐推荐的饮料大多是含糖高的饮料，能量高且几乎不含营养素。常吃西式快餐，往往会摄入过多的能量。

总之，西式快餐往往代表了高脂肪、高能量、低维生素等。建议学龄儿童少吃西式快餐，一般以每月不超过1~2次为宜。

儿童性早熟现在几乎成了一个世界性的问题，中国儿童发生率也逐年递增。研究表明，经常食用西式快餐的儿童性早熟发生率较高。由于性早熟儿童的心理发育与身体发育不同步，性早熟往往会对孩子的心理产生负面影响。比如，一些儿

核心知识点

西式快餐的特点为高脂肪、高能量、低维生素，学龄儿童应少吃。

童会有自卑感，不愿与他人交往，导致性格孤僻；性激素的增高会导致长骨末端的软骨板过早愈合，明显缩短孩子的生长周期，有可能会导致他们成年身高偏矮。

 **本节核心知识点**

- 经常在外就餐，会摄入较多的能量、脂肪，钠盐摄入多。维生素破坏造成营养不平衡。
- 西式快餐的特点为高脂肪、高能量、低维生素，学龄儿童应少吃。

 **本节思考题**

学龄儿童在外就餐时的饮食选择要注意哪些方面？哪些食物可适当多选，哪些食物应避免？

为什么不应常吃西式快餐？

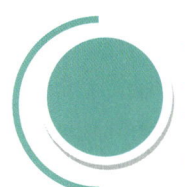

第 11 节
倡导低盐饮食

食盐是我们餐桌上必不可缺的调味品。根据来源，有海盐、湖盐、井盐、矿盐等。食盐的主要成分是氯化钠，给人们的感觉是"咸"。"百味盐为先"，是食盐让我们享受到了美味佳肴，但是，食"盐"应适量。

食盐对人体的作用

食盐的化学名称为氯化钠，它除了给人类味觉的满足外，氯化钠中的钠元素是我们身体必需的一种元素。

钠是调节体内水分与渗透压的主要元素之一，与人体内能量代谢、维持神经和肌肉的正常兴奋性、心血管功能都有关系。食盐中的氯离子在体内参与胃酸的形成，促使消化液的分泌，与食物的消化吸收有关。人不吃盐或吃盐过少会造成体内的含钠量过低，导致食欲不振、四肢无力、晕眩等，严重时还会出现厌食、恶心、呕吐、心率加速、脉搏细弱、肌肉痉挛等。但是，食盐摄入太多，会使体内钠的水平增高，给健康带来危害。

盐摄入过多的最大危害就是会引起高血压，使得心脏负担增加。人体内钠离子过多导致血压上升的机制原因包括：引起水钠潴留，导致血液容量增

> **核心知识点**
>
> 食盐中钠元素是人体所需要的常量元素，但摄入过多会给健康带来危害。

加，血压上升；引起细胞（包括平滑肌细胞）水肿，使血管腔变窄，血压上升；增加血管对儿茶酚胺类缩血管因子的敏感性，引起细小动脉痉挛。研究证实，随着膳食钠摄入量的增加，收缩压和舒张压均升高。美国阿拉斯加的因纽特人食盐摄入量很低，基本上没有人患高血压病，而每天食盐量高的日本北部居民，高血压发病率也很高。我国居民高血压患病率北方高于南方，农村居民平均血压值高于城市居民，而食盐摄入量也是北方高于南方，农村高于城市。

长期高盐摄入会造成胃黏膜细胞与外界较高的渗透压，可导致胃黏膜直接损伤，发生广泛性的弥漫性的充血、水肿、糜烂、溃疡等病理改变，使胃黏膜细胞发生癌变的风险增加；摄入过量的食盐还会使胃酸分泌减少，从而抑制前列腺素 E 的合成，增加胃部病变及发生胃癌风险。

食盐摄入推荐量

《中国居民膳食营养素推荐摄入量（2023）》推荐 6～8 岁儿童少年每天钠摄入量为 800～900 毫克；9～11 岁为 1 100 毫克，12 岁 1 400 毫克，换算成食盐分别为 2～2.3 克、2.75 克和 3.5 克。上述摄盐量应包括通过各种途径摄入食盐的量，例如炒菜时放入的盐，咸菜、榨菜、酱油等中含的盐等。

日常生活中如何减少食盐摄入量呢？可试用下述方法。

我国居民食盐摄入主要来源于烹饪，烹饪时量化用盐可以帮助我们减少食物中盐分。可以使用限盐勺，这样每次用量就能够把控了。加盐量可以根据家庭的人口数来定量，比如，按一个成年人 5 克

核心知识点

过多钠摄入对健康的危害：导致高血压，而高血压是心血管疾病的第一病因；增加胃部病变和发生胃癌的风险。

核心知识点

6～8 岁儿童每天食盐摄入量为 2～2.3 克，9～11 岁儿童青少年每天食盐摄入量为 2.75 克，12 岁青少年为 3.5 克。

扫码看完整PPT课件内容，可下载带语音讲解的PPT

盐的用量，计算一家人的用量后，将一天全家人的用盐量分到各餐，然后用限盐勺对用量进行把控。

烹调过程中，也有一些减盐技巧。如可采用在菜肴烹饪后起锅装盘前放入盐，这样既能保证食物的美味，还可减少食盐用量。如果做凉拌菜，也可以在吃之前加盐，这样盐的用量会减少。用调料、香料、大蒜和柠檬等调味品替代盐，使饭菜更美味。有的食物洋葱、青椒、西红柿、胡萝卜等本身的味道就已经很好，烹调时不用放入过多盐分。

在外就餐时，菜肴的盐分含量往往较高，在选择菜肴和食用时需要注意。如水煮鱼片、干锅菜、凉拌菜、火锅汤底、火锅调料等的含盐量会比普通菜肴高出好几倍，吃这类食物时不要把汤汁带入碗中。食用带汤的食物如汤面、汤粉等，如果只喝一半汤汁，就可减少摄入40%的盐分。

吃火锅自己调制蘸酱的时候，可以选择用葱、姜、蒜、香菜、薄盐酱油、柠檬汁，尽量少用或不用加工好的调味酱，如沙茶酱、豆瓣酱、芝麻酱、豆腐乳、花生酱等。

购买预包装食品前，查看营养标签中钠含量指标，了解产品的钠含量，选择低盐食品。

核心知识点

减少烹调中盐加入量、减少在外就餐时盐摄入量，购买钠含量低的预包装食品。

本节核心知识点

- 食盐中钠元素是人体所需要的常量元素，但摄入过多对健康带来危害。
- 过多钠摄入对健康的危害：导致高血压，而高血压是心血管疾病的第一病因；增加胃部病变和发生胃癌的风险。
- 6~8岁儿童每天食盐摄入量为2~2.3克，9~11岁儿童青少年每天食盐摄入量为2.75克，12岁青少年为3.5克。
- 减少烹调中盐加入量、减少在外就餐时盐摄入量，购买钠含量低的预包装食品。

本节思考题

钠摄入过少对健康有无影响？
日常生活中怎样防止摄入过多的盐？

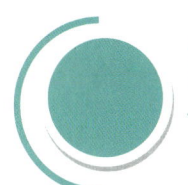

第 12 节
多吃膳食纤维

膳食纤维是一类不能被人类胃肠道消化的碳水化合物，主要存在于粮谷类、薯类、豆类、蔬菜、水果等植物性食品中。它们不能提供营养和能量，但好似肠道的清道夫，并能调节肠道菌群，能帮助我们预防疾病，被称作第七大营养素。

分类和来源

膳食纤维从结构上属于碳水化合物，但是它们不能被人体消化道消化及吸收。根据是否溶解于水，膳食纤维被分为可溶性膳食纤维，如树胶、果胶、葡聚糖等，以及不可溶性膳食纤维，如纤维素、木质素、半纤维素等。

可溶性膳食纤维是既可溶解于水又可吸水膨胀，并能被大肠中微生物酵解的一类膳食纤维，常存在于植物细胞液和细胞间质中，如燕麦、蘑菇中含有大量的 β- 葡聚糖，苹果、柠檬、南瓜、马铃薯等中的果胶，香蕉中的菊糖、海藻类和种子中的黏胶等。

不溶性膳食纤维主要来源于全谷类粮食，豆类、蔬菜和水果等。纤维素是植物细胞壁的主要成分，在麸皮中含量较多，全麦面粉、豆类、根茎菜类、高丽菜、小黄瓜、青花菜的纤维素含量较丰富。

> **核心知识点**
>
> 人体消化道不能消化及吸收膳食纤维，但其是肠道中有益菌的食物，并产生有益人体健康的维生素K、短链脂肪酸等物质。

食物中可溶性膳食纤维和不溶性膳食纤维的界限并没有那么绝对。比如，吃苹果不吐苹果皮，就能吃到两种膳食纤维；吃苹果吐苹果皮，就只有可溶性的果胶一种膳食纤维。

人体内没有消化膳食纤维的酶，所以膳食纤维最终会排出体外，但它们是肠道细菌的美味食物。肠道里的有益微生物，很多是以膳食纤维为食的。微生物发酵膳食纤维后，产生的维生素K、短链脂肪酸，可被肠道细胞吸收，在体内发挥作用，有助于健康。

膳食纤维的好处

膳食纤维到达肠胃会吸水膨胀，体积变大，变化范围为其自身重量的1.5~25倍，可增加饱腹感，还能影响人体对食物其他成分的消化吸收，对预防肥胖大有裨益。膳食纤维丰富的食物可增加对食物的咀嚼，在胃中消耗速度减缓。在饮食中适当增加膳食纤维的含量，可降低冠状动脉粥样硬化性心脏病发作和死亡的风险。这是因为膳食纤维不仅能吸附胆固醇，抑制人体对其吸收，还可以阻断部分胆汁酸和胆固醇等在肠-肝内的循环。研究结果还表明，膳食纤维影响糖尿病病人糖代谢，增加膳食纤维的摄取量时，血糖含量得到明显改善。饮食中膳食纤维的含量增加，可以改善神经末梢对胰岛素的感受性，降低对胰岛素的要求，从而调节血糖水平。

> **核心知识点**
>
> 每天摄入一定量的膳食纤维有助于人体代谢，维护身体健康。

膳食纤维具有高持水性，可以软化粪便、增大体积，加速肠道蠕动，促进排便，预防便秘。膳食纤维增强肠道蠕动，提高粪便持水性，有利于粪便排出，从而稀释毒素和致癌物的浓度并缩短其在肠道的滞留时间。促进益生菌生长，抑制病菌生长，从而抑制致癌物生成，并促进其肠内分解。膳食纤维在肠道内的酵解产物短链脂肪酸如丁酸盐等，具有抑制肿瘤细胞增殖，诱导肿瘤细胞向正常细胞转化，抑制癌基因表达。通过增加咀嚼次数，从而促进唾液分泌，而唾液是防癌、抗癌的重要物质。

膳食纤维的食物来源主要包括谷类、豆类和果蔬等。不同种类食物的膳食纤维含量和组成差异较大。鲜豆类、薯类及水果蔬菜含可溶性膳食纤维含量较高，干豆、根茎类蔬菜及粗粮类食物的不溶性膳食纤维含量高。

常见食物膳食纤维含量表（克/100克可食部分）

食物种类	总膳食纤维	食物种类	总膳食纤维
籼米	5.9	芋头	2.5
小麦面粉	3.7	黄豆	15.5
玉米糁（黄）	14.4	黑豆	10.2
小米（黄）	4.6	西芹	4.8
燕麦	10.3	空心菜	4.0
荞麦面	5.5	甘蓝	3.9
红薯	2.2	西兰花	3.7
土豆	1.2	茄子	3.0

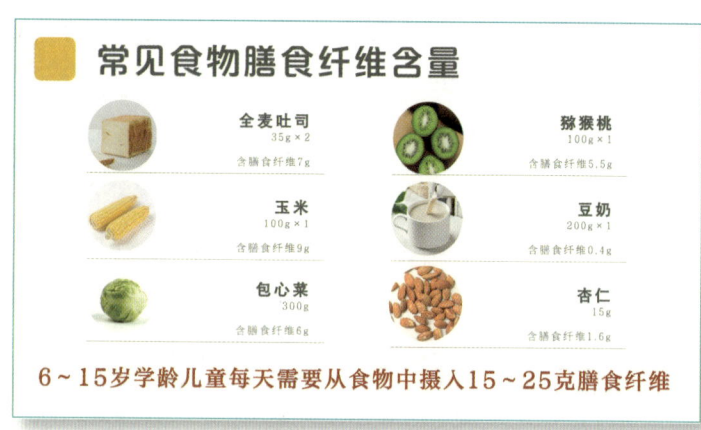

扫码看完整PPT课件内容，可下载带语音讲解的PPT

核心知识点

膳食纤维摄入量过多或过少均不利于健康。

　　膳食纤维也并不是吃得越多越好，凡事过犹不及，需要取一个平衡点。摄入过多不可溶性膳食纤维时，会刺激肠道加快食物排空速度，导致腹泻和稀便，也能阻碍营养成分的吸收，导致胃排空时间延长。《中国居民膳食营养素推荐摄入量（2023年版）》推荐，学龄儿童每天需要从食物中摄入15～25克膳食纤维。

 **本节核心知识点**

- 人体消化道不能消化及吸收膳食纤维，但其是肠道中有益菌的食物。
- 每天摄入一定量的膳食纤维有助于人体代谢，维护身体健康。
- 膳食纤维摄入量过多或过少均不利于健康。

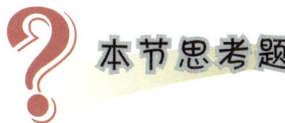 **本节思考题**

精制食物中膳食纤维含量高吗?

膳食纤维含量较多的食物有哪些?

肠道中益生菌发酵膳食纤维后,可产生哪些有益健康的代谢产物?

第三章

营养健康延展课

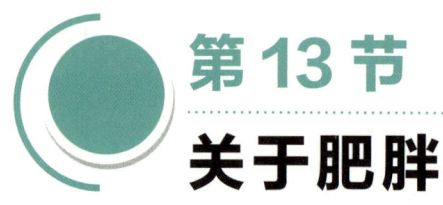

第 13 节
关于肥胖

"肥胖"指由多因素引起的能量摄入超过能量消耗，导致体内脂肪积聚过多，进而达到危害健康程度的一种慢性代谢性疾病。体内脂肪过多表现为身体内的脂肪细胞数量过多或者脂肪细胞体积增大。

除了形态改变之外，脂肪细胞内分泌和代谢功能也会出现异常。比如，脂肪细胞增大后对胰岛素的敏感性下降，影响糖代谢、脂代谢等，导致脂肪肝等问题。

> **核心知识点**
>
> 肥胖者体内脂肪细胞增大、数量增多，内分泌和代谢功能异常。

肥胖的原因

脂肪组织是体内主要贮存能量的组织。摄入能量超过需要量时，会在脂肪细胞和肝脏中贮存，这些细胞就长"胖"了。肝脏中脂肪多了，就成为脂肪肝。儿童在生长发育阶段，除了脂肪细胞体积增大外，脂肪细胞的数量也会增多。

肥胖具有一定的家族聚集性，父母肥胖，其子女肥胖的概率也较高。可见，遗传因素对肥胖的发生有一定的影响。除了某些遗传缺陷造成的先天性肥胖外，大部分肥胖基因只是决定了个体对致肥胖环境的易感性大小。人类基因的改变非常缓慢，而几十年来，肥胖逐渐成为世界范围内的流行病，不

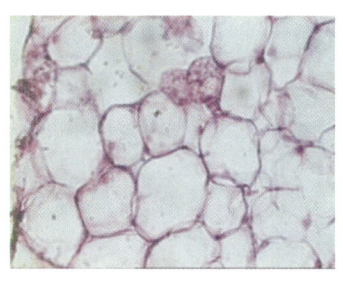 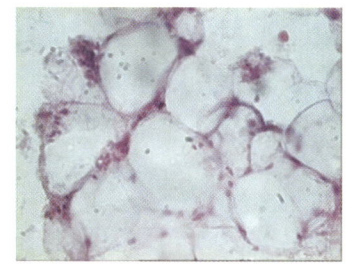

左为正常大鼠的脂肪细胞，右为肥胖大鼠的脂肪细胞，可见肥胖大鼠脂肪细胞的体积增大。

得不说，个体饮食运动行为、人类生存环境的改变是肥胖的重要推手。

几十年来，肥胖人群增加的主要影响因素包括：①膳食结构不合理。高脂肪、高能量食物（油炸食品、奶油食品等）摄入过多，导致摄入比身体所需更多的能量。②不吃早餐、进食快、睡前进食、经常在外进餐、常喝含糖饮料、常吃西式快餐、边看电视边吃零食、家里饭菜油多，肉多，糖多等不健康饮食习惯使人摄入更多的能量。③身体活动过少、静态活动增加，身体能量消耗减少，过剩的能量在体内贮存，体重逐渐增加。

此外，社会经济文化因素对人们的观念、知识和行为的影响，也是肥胖流行的重要原因。经济发展，生活水平改善，食物的可获得性提高；高脂高糖食品广告、在外就餐；"以胖为福""多吃才能身体健康"传统观念；越来越方便的交通使人们的户外活动减少；等等。这些现象直接或间接导致了超重肥胖的流行。

核心知识点

膳食结构不合理、不健康饮食行为、身体活动过少是肥胖的主要影响因素。

判断儿童肥胖的方法

推荐一个常用的肥胖判断方法——BMI（体质指数）法。计算公式为：

$$BMI = 体重 \div (身高)^2$$

体重单位为千克，身高的单位为米。

举例：小明，男孩，今年 9 岁，身高 1.30 米，体重 25 千克。小明的体质指数（BMI）= $25 \div (1.30)^2$，为 14.79。

参考我国《学龄儿童青少年超重与肥胖筛查》（WS/T 586—2018）标准，9 岁男童判断其超重的 BMI 值为 18.5，小明的 BMI 值 14.79，说明他的体重正常。

用于筛查 6～18 岁学龄儿童青少年超重与肥胖的性别年龄别 BMI 界值范围

[单位：千克/（米）^{2}]

年龄（岁）	男超重	男肥胖	女超重	女肥胖
6.0～	16.4	17.7	16.2	17.5
6.5～	16.7	18.1	16.5	18.0
7.0～	17.0	18.7	16.8	18.5
7.5～	17.4	19.2	17.2	19.0
8.0～	17.8	19.7	17.6	19.4
8.5～	18.1	20.3	18.1	19.9
9.0～	18.5	20.8	18.5	20.4
9.5～	18.9	21.4	19.0	21.0

（续表）

年龄（岁）	男超重	男肥胖	女超重	女肥胖
10.0 ~	19.2	21.9	19.5	21.5
10.5 ~	19.6	22.5	20.0	22.1
11.0 ~	19.9	23.0	20.5	22.7
11.5 ~	20.3	23.6	21.1	23.3
12.0 ~	20.7	24.1	21.5	23.9
12.5 ~	21.0	24.7	21.9	24.5
13.0 ~	21.4	25.2	22.2	25.0
13.5 ~	21.9	25.7	22.6	25.6
14.0 ~	22.3	26.1	22.8	25.0
14.5 ~	22.6	26.4	23.0	26.3
15.0 ~	22.9	26.6	23.2	26.6
15.5 ~	23.1	26.9	23.4	26.9
16.0 ~	23.3	27.1	23.6	27.1
16.5 ~	23.5	27.4	23.7	27.4
17.0 ~	23.7	27.6	23.8	27.7
17.5 ~	23.8	27.8	23.9	27.8
18.0 ~	24.0	28.0	24.0	28.0

摘自：《学龄儿童青少年超重与肥胖筛查》（WS/T 586—2018）。

> **核 心 知 识 点**
>
> 学龄儿童肥胖容易导致社会、心理问题，可增加成年后疾病的风险。

儿童肥胖如果不进行防治，大多会延续到成年。肥胖会降低人体的心肺功能、运动能力和劳动能力。儿童肥胖可影响体型，进而因肥胖及其相关疾病，导致参加社会活动受限，容易导致社会、心理问题，如自卑感等。成年人肥胖可能会受到社会的负面评价或歧视，就业、社交、竞争、择偶中可能处于劣势。

引起肥胖的三大原因：环境因素、社会因素和遗传因素。其中，遗传因素是内因，占10%，不可改变，而影响肥胖的环境因素等，可以通过人们的努力而改变。家庭和学校应该注意培养孩子健康的饮食行为：日常饮食坚持平衡膳食，积极开展身体活动，做到吃动平衡。

扫码看完整PPT课件内容，可下载带语音讲解的PPT

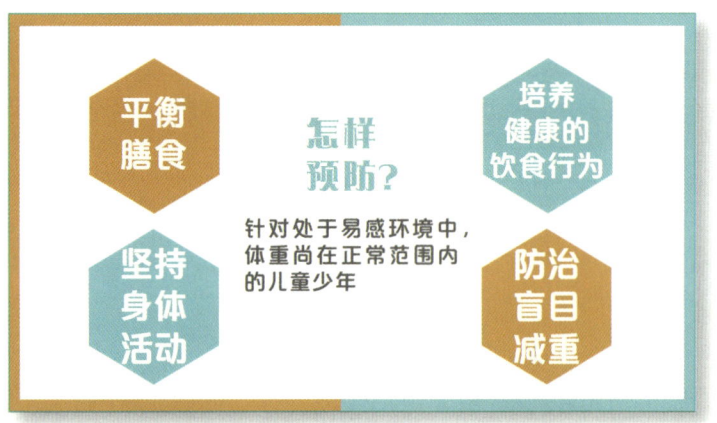

预防肥胖从儿童抓起

> **核 心 知 识 点**
>
> 超重的学龄儿童需针对引起超重的原因，采用健康的生活方式阻止其发展为肥胖。

从超重阶段开始，从定期体检、健康教育、科学的膳食指导等方面来防止其发展为肥胖。

定期进行体重、腰围和臀围的测定，计算体质指数（BMI），评估体重状况。了解超重学龄儿童的饮食情况和生活习惯，针对原因进行科学指导。

如果是由于膳食中摄入能量、脂肪过多，就需要按照平衡膳食原则制定食谱；如果是久坐不动、缺乏体育锻炼，那就主要应转变观念，建立健康生活习惯，增加身体活动。

肥胖儿童应避免使用节食、药物、手术等成人减肥方法。在不影响生长发育的前提下，帮助儿童认识控制肥胖的重要性，建立健康的饮食行为和生活习惯。在营养师的指导下，进行饮食调整和适度的运动治疗，在饮食调整时，要注意膳食提供的营养素和能量应能满足儿童生长发育的营养需要。对肥胖儿童，必要时还要开展心理行为辅导。

我国儿童的超重和肥胖率还在不断攀升。《中国居民营养与慢性病状况报告（2020年）》显示，我国6~17岁儿童超重肥胖率达19.0%。学龄儿童肥胖率近30年增加13倍，速度高于成人。儿童肥胖已成为最严峻的公共卫生挑战之一。

儿童期肥胖若不予以重视和治疗，成年期的慢性非传染性疾病就可能在青少年时出现。儿童肥胖还会导致脂肪代谢异常、糖代谢异常，影响儿童心血管系统、呼吸系统以及运动系统的健康。肥胖不仅会影响儿童生理、心理和社会适应等多方面的健康，还会在很大程度上增加其成年后肥胖的风险，并增加其成年后患高血压、高血脂的风险，儿童期肥胖是成年期肥胖的后备军。

儿童期肥胖预防效果好。儿童期饮食、运动习惯仍在可塑造期，通过干预，使儿童改变不良生活方式和饮食习惯，建立平衡膳食的健康生活方式，促进儿童健康，减少疾病，在儿童期养成的良好生活习惯可延续终身，为成年后保持良好的生活方式奠定基础。

> **核心知识点**
>
> 应在不影响儿童生长发育的前提下，通过调整饮食和适度运动控制肥胖。

扫码看完整 PPT 课件内容，可下载带语音讲解的 PPT

预防肥胖为什么要从儿童抓起？

我国儿童的超重和肥胖率不断攀升，学龄儿童肥胖率近30年增加13倍，速度高于成人

儿童期肥胖是成年期肥胖的后备军

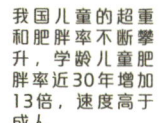
儿童期肥胖预防效果好

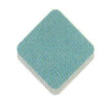
儿童期饮食、运动习惯仍在可塑造期

儿童期养成的良好生活习惯可延续终身

 **本节核心知识点**

- 肥胖者体内脂肪细胞增大、数量增多，内分泌和代谢功能异常。
- 膳食结构不合理、不健康饮食行为、身体活动过少是学龄儿童肥胖的主要影响因素。
- 学龄儿童肥胖容易导致社会、心理问题，可增加成年后疾病的风险。
- 超重的学龄儿童需针对引起超重的原因，采用健康的生活方式阻止其发展为肥胖。
- 应在不影响儿童生长发育的前提下，通过调整饮食和适度运动控制肥胖。

 **本节思考题**

造成儿童超重与肥胖的主要膳食因素有哪些？对学龄儿童超重的防治方法主要是哪两方面？

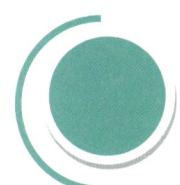

第 14 节
能量与身体运动

算一算食物的能量值

健康生活不仅要均衡摄取各种营养素，还应关注每日摄取的能量。能量的单位为卡或焦耳，人体每天需要的能量通常以千卡或千焦耳（kJ）表示。千卡，有时又称为大卡。1 大卡 = 1 千卡 = 1 000 卡 = 4.184 千焦（耳）= 4 184 焦耳。

人体能量来源自三大营养素：碳水化合物、脂类和蛋白质，其产生的能量分别为每克碳水化合物 4 千卡、脂类 9 千卡、蛋白质 4 千卡。可见，脂类产能比蛋白质、碳水化合物高。

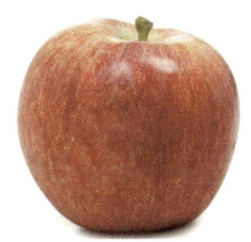
苹果（100 克）：能量 58 千卡，蛋白质 0.4 克，脂类 0.2 克，碳水化合物 13.7 克

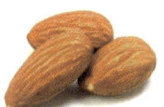
杏仁（去壳）100 克：能量 646 千卡，蛋白质 28 克，脂类 54.4 克，碳水化合物 11.1 克

100 克苹果和 100 克杏仁中的能量值

由上图我们可以看到，由于苹果中几乎不含有脂类，100 克苹果只含 58 千卡能量，而杏仁富含

脂类，其脂类含量达 54.4%，脂类的产能值高，所以 100 克杏仁（去壳）含有 646 千卡能量，即 9 克杏仁所含的能量相当于 100 克苹果。

一般生活中，可以通过食物中三大营养素含量计算出食物的能量值，如一只 100 克的橙子中含有蛋白质 0.8 克、碳水化合物 11.1 克、脂类 0.1 克，这只橙子中含能量为 $4×0.8+4×11.1+9×0.1=48.5$ 千卡。再如，一只重 50 克的鸡蛋含蛋白质 7 克、碳水化合物 0 克、脂类 7 克，其含能量为 $4×7+4×0+9×7=91$ 千卡（kcal）。

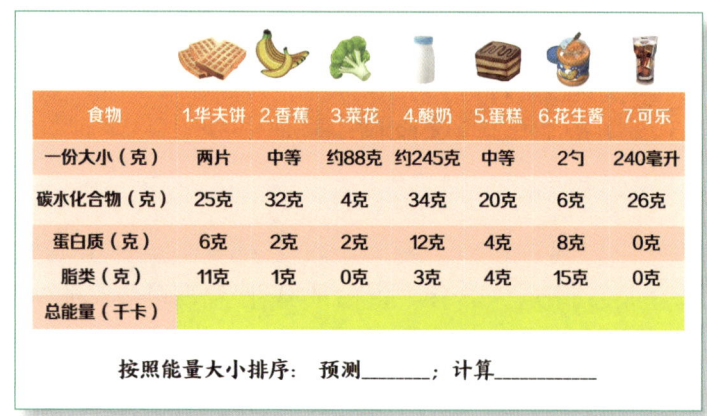

扫码看完整 PPT 课件内容，可下载带语音讲解的 PPT

核心知识点

食品的包装上印有相关的食品信息，其中的营养成分表有该食品中能量和一些营养素的含量。

预包装食品的包装标签上印有相关的信息。其中，营养成分表是我们了解该食品中能量和一些营养素含量的依据。食物成分表的能量一栏的数值表示摄入该食物后，提供给人体的能量值。通常是 100 克（或 100 毫升）食品能量和营养素含量，能量值常以千焦表示。如果要知道一袋（或瓶）预包装食物提供多少能量，将营养成分表中的能量数值除以 100，再乘以一袋的重量（或一瓶的体积），即为一袋或一瓶该食品所含的能量值。

下图为某巧克力制品的食物成分表，由表

可见，每100克含有2 250千焦能量，该袋食品的重量为150克，全部食用的话，摄入的能量为2 250÷100×150＝3 375（千焦）。如果要换算成能量单位为千卡的话，已知能量单位千焦与千卡的换算为1千卡＝4.184千焦，3 375（千焦）÷4.184（千卡与千焦的换算系数）≈806.6（千卡）。

某牛奶巧克力

配料：白砂糖，全脂奶粉，可可脂，可可液块，乳糖，乳清，榛子酱（榛子，白砂糖），奶油，磷脂，食用香料

可可含量不低于30%

营养成分表

项目	每100克	NRV%	项目	每100克	NRV%
能量	2 250千焦	27%	碳水化合物	57.0克	19%
蛋白质	7.0克	12%	糖	56.0克	
脂类	31.0克	52%	膳食纤维	1.9克	8%
饱和脂肪酸	19.0克	95%	钠	87毫克	4%

净含量：150克

适宜的身体活动

适量的身体活动是世界卫生组织提出的四大健康基石之一。人们吃进去的食物转化为能量，这些能量除了用于基础代谢、身体活动和食物热效应外，对于处于生长发育期的儿童青少年，还有一部分能量用于其生长发育。其中，身体活动是消耗掉

身体多余能量的主要方式。

适当的身体活动水平是儿童和青少年基本认知、运动和社交技能以及肌肉骨骼健康等发育、发展的基本先决条件。体育锻炼具有开放性、协作性、参与性、包容性等，儿童在体育参与过程中不仅能改善儿童身体器官功能，提高身体素质，也能消除大脑疲劳、改善记忆力、提高学生的认知功能，对个人的性格、心理起到很好的调适作用。同时，通过适宜的身体活动，可消耗掉多余的能量，维持能量平衡，保持适宜的体重。掌握技能并坚持体育锻炼，是青少年增强体质和避免变成"小胖墩"的好办法。

只要是动起来的活动都可称为身体活动。比如，我们在校内的体育课、课间操、课间活动等；在校外的走路上下学、走亲访友过程中的行走，做家务劳动或购物时步行和骑自行车等；闲暇时间参加各种身体活动，如跑步、球类活动、爬山、游泳等。

身体活动有不同的分类方法，按强度分为低、中等和高强度，按类型分为有氧运动、无氧运动和抗阻训练。

身体活动强度通常以代谢当量（简称 MET）作为基本测量单位。1 MET 为安静坐位休息时的能量消耗率，约定值为每千克体重每分钟消耗 3.5 毫升氧气。低强度身体活动强度为 1.5～2.9 MET，指引起呼吸频率及心率稍有增加、感觉轻松的身体活动，如在平坦的路上缓慢地步行、整理床铺、洗碗、演奏乐器等。中强度身体活动强度为 3.0～5.9 MET，指需要适度的体力消耗，呼吸比平时较急促，心率也较快，微出汗，但仍可以轻松说

核心知识点

低强度身体活动强度时呼吸频率和心率稍有增加；中强度身体活动强度时，呼吸较急促，心率也较快，微出汗，但仍可以轻松说话；高强度身体活动强度时，呼吸频率明显急促，呼吸深度大幅增加，心率大幅增加，出汗，停止运动调整呼吸后才能说话。

话，如正常的速度骑自行车、快步走、滑冰等。高强度身体活动强度为 ≥ 6 MET，指需要较多的体力消耗，呼吸频率明显急促，呼吸深度大幅增加，心率大幅增加，出汗，停止运动调整呼吸后才能说话，如搬运重物、快速跑步、激烈打球、踢球或快速骑自行车等。

身体活动是促进儿童青少年健康发展的重要手段之一。世界卫生组织建议，每天至少进行 60 分钟中等以上强度身体活动。

身体活动方式选择

如前所述，运动方式包括有氧运动、无氧运动、抗阻运动等。有氧运动能够提高有氧供能系统的能力和效率，有效提高心肺耐力和肌肉利用氧的能力。运动强度不太大时，如在慢跑、跳舞等情况下，人体能量的供应主要来源于糖的有氧代谢，此时的运动就是有氧运动。常见的有氧运动包括步行、慢跑、滑冰、游泳、骑自行车、跳健身舞、做韵律操等。

当进行非常剧烈或急速爆发的运动时，人体在瞬间需要大量的能量，而能量物质来不及进行有氧分解，有氧代谢不能满足此时的能量需求，于是便进行无氧代谢，以迅速产生大量能量。与有氧运动相比，无氧运动的强度高，持续时间短。常见的无氧运动有短跑、投掷、跳高、跳远、拔河、举重等。

抗阻训练又称力量训练，是克服外来阻力时进行的主动运动，也是提高肌肉力量的重要手段。抗阻训练可增加肌肉的体积、质量、耐力和功率，改善神经肌肉控制能力，还可有效地增加承重骨的骨量和骨力。常见的抗阻运动有引体向上、仰卧起坐、俯卧撑、高抬腿运动、后蹬跑、提踵、哑铃操、举重等。

2018年我国发布了《中国儿童青少年身体活动指南》，针对6～17岁身体健康的儿童青少年，推荐每天开展≥60分钟的中、高强度身体活动，包含每周≥3天的锻炼肌肉力量和骨骼的抗阻运动，在日常生活中多动少坐，减少久坐行为。

体育运动方式可选择既增加能量消耗又容易坚持的有氧运动项目，也可选择力量运动和柔韧性训练。可以根据天气、居住环境、场地等具体情况选择运动方式，同时推荐儿童参加所有活动。肥胖儿童还要多参加一些力所能及的家务劳动，如扫地、拖地、洗衣、整理房间等。

测一测自己的脉搏

当人们进行不同强度的运动时，伴随着心率和脉搏不同程度的加快。这是为了给身体输送更多的血液和氧气，心脏努力地工作。心脏是人体最重要的器官之一，好像是一个有力的"泵"，通过不停地收缩和舒张，回收含有二氧化碳的静脉血，经过肺部循环，再将富含氧气的动脉血输送到全身。安静的时候把手轻轻放在左胸前，我们可以感受到心脏的搏动，当我们进行身体活动时，它跳动更加有力，把更多的血液和氧气输送给四肢的肌肉。正常人安静状态下，每分钟心跳的次数一般为60～100次，年龄越小，心率越快，女性心率比同龄男性快。当大量血液进入动脉，将使动脉压力变大而管径扩张，触摸体表较浅处的动脉，比如腕部的桡动脉、颈部的颈动脉，即可感受到这种扩张，就是我们说的脉搏。正常人的脉搏和心率是一致的。成人为 60～100 次/分，平均约 72 次/分。学龄儿童的脉搏每分钟 80～90 次。

测量心率和脉搏，能帮助我们了解自己的身体活动强度。让我们一起来测一测自己的脉搏。

首先，将一只手臂轻松放在桌面上，也可以放在自己的腿上。然后，另一只手的食指和中指压在腕部桡动脉处，压力适中，能感觉到脉搏搏动。我们可以测量 15 秒、20 秒或 30 秒，然后将脉搏次数分别乘以 4、3 或 2，就是我们一分钟的脉搏次数。起立并在原地做 10 次深蹲动作，然后再按照刚才的方法测一遍脉搏，注意感受脉搏次数及强度的变化。

身体活动强度是指身体活动对人体生理刺激的程度，是构成身体活动量的因素之一。当我们进行某种身体活动时，心率呼吸稍微加快，由于同一个人，身体活动时心率越高，则身体活动强度越大，心率与身体活动强度呈直线关系，在身体活动时，我们就可以通过心率来自我监测身体活动强度。

1. 脉搏测量

正常人的脉搏和心率是一致的。运动结束即刻计数 10 秒钟桡动脉或颈动脉脉搏，乘以 6 换算成每分钟心率。根据公式计算不同年龄的最大心率百分比，衡量学校体育课运动量的大小。最大心率百分比 = 负荷后即刻心率/［220 - 年龄（岁）］×100%。

2. 说话测试

这个方法很简单，就是边运动边说话，如果可以说出简单的词语，但略感吃力，表明运动强度达

核心知识点

运动时心率和说话测试可以反映运动强度。

正常人的脉搏和心率是一致的。

不同最大心率百分比时的运动强度

主观运动感觉	运动强度	最大心率百分比
安静、不费力	静息	/
极其轻松	非常低	< 50
很轻松		
轻松	低强度	~ 63
有点吃力	中等强度	~ 76
吃力	高强度	~ 93
非常吃力	超高强度	≥ 94
极其吃力		
筋疲力尽	最高强度	100

到要求。中等强度运动时，心率、呼吸增快，身体发热、轻微出汗，说话时轻微气短。

当我们进行某种身体活动时，心率呼吸稍微加快，但感觉还算轻松，是低强度身体活动；当心率比平时更快，呼吸更急促、少量出汗，表明已经达到中等活动强度；如果心率和呼吸大幅度增加，有明显出汗就表明达到高强度水平了。任何活动都有益，应多参加使心跳和呼吸加快，用力或有些吃力的活动（即中等强度以上的活动），包括快走、慢跑、打球、爬山、骑车、游泳、跳绳、踢毽子、做游戏等。

身体活动时间

一个人的最适宜身体活动量,与性别、年龄及身体条件有关。身体活动的时长、强度、方式都达到标准,才能真正起到锻炼的目的。

一般情况下,学生每天身体活动 60 分钟比较合适,分散的运动时间可以累加。身体活动的强度为中高强度运动,包括每天的有氧运动以及增强骨骼的运动。每天 60 分钟的身体活动中,大部分应该是有氧运动,如快走、跑步或任何能使心率增快的运动;也要安排进行锻炼肌肉的身体活动,如俯卧撑等;增强骨骼的运动也是必需的,如跳跃或奔跑。一开始时,身体活动的强度可低些,根据孩子的基础水平循序渐进,逐渐增强,尽可能接近或达到推荐量。身体活动量也宜逐渐增多,开始时每天运动的时间可以是 30 分钟,两周后逐渐增至 60 分钟。坚持每天锻炼。

建议学生们在课间离开座位,做一些肢体活动。每天多步行,尽可能步行上下学、多走路少坐车等,在家做一些力所能及的家务劳动。尽量少乘电梯,多步行上下楼。少看电视及玩电子游戏,使

> **核心知识点**
>
> 学生每天至少累计 60 分钟的中高强度身体活动。

建议同学们在课余时间>>>

- 课间离开座位,做一些肢体活动,如"快乐十分钟"活动
- 多做户外活动:每天至少60分钟
- 每天多步行:尽可能步行上下学
- 参加体育活动培训班:轮滑、舞蹈、足球、游泳、乒乓球、跆拳道等
- 做一些力所能及的家务劳动
- 步行上下楼梯
- 少看电视:每天看电视、玩电子游戏、使用电脑等静态活动不超过2小时

扫码看完整 PPT 课件内容,可下载带语音讲解的 PPT

用电脑等静态活动不超过 2 小时。

长期有规律的运动有利于培养儿童青少年健康的生活方式，这不仅可以防止儿童青少年期肥胖，而且可以延续至成年期，终身受益。

儿童运动益处多

> **核心知识点**
> 身体活动有益于儿童身心健康。

身体活动对健康有很多好处。儿童青少年时期是身体各个器官、系统发育的关键阶段，保持规律、适度的身体活动是维持健康的必备条件。

运动可以降低体脂，促进体格均匀发育。久坐少动、身体活动不足会导致脂肪易堆积于臀、腹等部位。儿童青少年积极的身体活动对降低儿童青少年体脂肪、体脂百分比，提高去脂体重，维持健康体重，促进骨骼和肌肉系统发育，促进体格协调，均匀发育。可以预防近视，经常参加户外身体活动，能够减少长期注视静态物体造成的眼疲劳，增加接受光照时间，改善儿童睫状肌的调节功能，对预防近视很有帮助。

经常身体活动可提高儿童的注意力、记忆力和大脑执行能力。经常参加中高强度身体活动，可以增加海马内脑源性神经营养因子、血管内皮生长因子、血清胰岛素生长因子等的利用率，促进大脑结构和功能的适应性变化，提高大脑血液营养输送和废物清除，进而增强儿童的认知控制和处理能力，提高其心理健康和心理韧性，有助于提高学习成绩。

儿童期是骨骼生长发育的关键时期。儿童由于骨骼中无机盐含量比较少，长期的久坐少动、低头伏案、坐姿不正等易导致脊柱畸形。脊柱形态不良等骨骼健康问题呈现出低龄化趋势。而身体活动较多且达到峰值骨量的青少年，其总骨量要高于身体活动较少的人群。骨量的增加使骨密度提高，对预防成年后骨质疏松也大有帮助。

运动可以提高心肺耐力，促进心血管和代谢健康，预防心血管疾病风险。身体活动水平对最大摄氧量和肺活量有显著影响，提高身体活动水平有利于青少年心肺功能的改善，且儿童期心肺功能健康与成年期心血管疾病密切相关，因此提升儿童青少年的心肺功能，对预防心血管疾病也很有帮助。

总之，身体活动可以改善循环、呼吸和运动等系统的功能和健康，提高身体的生理机能，使心肺更加强壮；促进骨骼和肌肉系统发育和体格协调匀称；增强身体的抵抗力；释放学习压力，愉悦身心，消除脑力疲劳，使思维敏捷，提高学习效率；提高自信心，改善自我形象、自尊心和幸福感；维持健康的体重，预防和控制肥胖、糖尿病等慢性疾病的发生。

儿童适当的身体活动能促进发育并有助于其身体健康，在身体活动时也要注意一些事项，以预防运动损伤的发生。

（1）在准备参加长期的运动项目时，首先应进行医学检查，若有心肺功能异常，则谨慎运动，甚至避免运动。

（2）运动前不做准备活动或准备活动时间太短是引起运动损伤的主要原因，因此活动前后要做准备活动和恢复活动，至少各5分钟。

（3）运动时，应按照要求把各种动作做准确、做到位，有利于发挥好运动的技术动作，达到锻炼的目的。

（4）进行活动时要循序渐进，逐步提高。必须在适应一定的运动强度后，逐渐加大运动强度，运动时间也需酌情逐渐延长。一般来说，每周的运动强度或持续运动时间的增加不得超过前一周的10%。

（5）有氧运动和力量运动、柔韧性训练相互结合、相互穿插进行。

 **本节核心知识点**

- 食品的包装上印有相关的食品信息，其中的营养成分表有该食品中能量和一些营养素的含量。
- 运动时心率和说话测试可以反映运动强度。正常人的脉搏和心率是一致的。
- 说话测试身体活动强度：低强度身体活动强度时呼吸频率和心率稍有增加；中强度身体活动强度时，呼吸较急促，心率也较快，微出汗，但仍可以轻松说话；高强度身体活动强度时，呼吸频率明显急促，呼吸深度大幅增加，心率大幅增加，出汗，停止运动调整呼吸后才能说话。
- 学生每天应进行至少累计60分钟的中高强度身体活动。
- 身体活动有益于儿童身心健康。

 **本节思考题**

保持规律、适度的身体活动对学龄儿童的健康效应体现在哪些方面？

学龄儿童每天累计的活动时间以多长为宜？

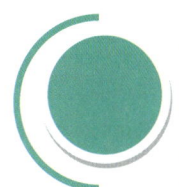

第 15 节
避免静态生活方式

我们了解了每天适量运动的重要性，我们也看到有很多人不爱动，他们的生活是一种所谓的"静态生活方式"。

不做"沙发土豆"

静态生活方式是一种缺乏身体活动的生活方式，被称为"沙发土豆"（指每天花大量时间坐在沙发上看电视的人）。他们长时间安静地坐着看书、看电视、使用电脑、手机、游戏机，每天的活动几乎没有花费力气。这种静态生活方式是慢性病（比如肥胖、糖尿病、高血压、高血脂等）的危险因素。

现代人重体力劳动程度下降，上下班驾驶和乘坐汽车的比例增多，步行和骑自行车比例不断下降，每天几乎都待在室内。调查结果显示，每天开车和基本在室内工作生活的人们超重和肥胖率都处于较高水平。

全国青少年体质健康调查结果表明，我国青少年的体质在持续下降，主要表现在学生肺活量、速度、力量等体能素质持续下降，学生超重肥胖率不断增长、眼睛近视的比例随年纪而增加。数据的背后，是静态生活等不良生活方式推动，是造成我国青少年体质下降的主要原因之一。研究表明，每日

> **核心知识点**
>
> 静态生活方式是指长期久坐不动、缺乏体育锻炼等。

超过 2 小时的电视观看时长与不健康的体成分、较低的体适能、较弱自尊、反社会行为和较差的学业成绩相关，看电视持续时间、频率也与更高的心脏代谢风险相关联。

静态生活方式使心肺系统长期不活跃而功能降低，长期不活动导致肌肉韧带松弛，容易发生运动损伤，缺乏运动的机械压力，骨骼中的钙质会以更快的速度流失，降低骨密度，影响骨骼发育。缺乏运动，胃肠蠕动慢，容易造成便秘。长期室内工作生活，眼睛盯着电子屏幕，必然影响人们，尤其是儿童的视力，静态的生活方式不利于儿童心理和社会适应能力的发展。

静态的生活方式不利于儿童身心健康发展，而身体活动促进身体健康，包括改善身体成分，提高心肺耐力，促进心血管健康和代谢健康，改善骨骼、肌肉和关节的健康。身体活动可降低总脂肪量和内脏脂肪含量，从而预防超重及肥胖的发生。良好的心肺耐力是儿童青少年以充沛精力投入到学习、日常活动的基础，身体活动可以提高心肺适应性及心肺功能。身体活动有益于儿童青少年的血脂健康，可降低甘油三酯及血胆固醇水平，提高保护因素如高密度脂蛋白胆固醇水平；提高肥胖儿童青少年的胰岛素敏感性，有助于预防成年期心血管疾病及代谢综合征，如高血压、高血糖等疾病的发生。

除此之外，久坐行为也需要避免。常见的久坐行为包括在坐姿斜靠或卧姿时的屏幕时间活动（如看电视，使用计算机、平板电脑、手机等），坐姿阅读、画画、做功课，学校里坐着上课，乘坐交通工具等。久坐行为对健康的危害是独立于身体活动的，也就是说，即使达到了每天推荐的中高强度

核心知识点

静态生活方式危害儿童的身心健康。

核心知识点

课间休息时要进行适当活动，以避免久坐。

身体活动量,如每天仍然有较长时间的久坐行为,依然会对健康产生不利的影响。

对中小学生来说,特别强调课间休息时要进行适当活动。

扫码看完整 PPT 课件内容,可下载带语音讲解的 PPT

中国儿童青少年身体活动指南

随着工业化、城市化和经济快速发展,儿童青少年中普遍存在身体活动不足的情况。自 20 世纪 50 年代起,国内外大量的研究已证实身体活动对健康的益处,世界卫生组织等权威机构推荐不同年龄段人群(从儿童到老年人)积极开展身体活动来促进健康和预防非传染性疾病。

大量研究证实,规律的身体活动和运动可有效提升儿童青少年的身体素质和健康水平,如改善骨健康、提高心肺耐力和肌肉适能、降低体脂、减轻焦虑和抑郁、改善认知功能、改善注意力。一项综合了 26 项研究数据的分析显示,增加课内外的身体活动措施,可以提高学生的学习成绩,尤其是数学和阅读的技能,明确了身体活动对学业成绩的促进作用。儿童青少年中的身体活动不足已被证实与肥胖、不良膳食习惯、低心肺耐力的风险增加相关。

健康生活方式需从儿童青少年阶段开始重视，许多成年期疾病尤其是慢性非传染性疾病，都与儿童青少年期间包括身体活动不足在内的各种不良生活方式有关。2018年1月31日，我国首部《中国儿童青少年身体活动指南》发布。建议针对健康的6~17岁儿童青少年，包括中小学的所有学生。指南在国内首次提出儿童青少年每天应累计进行至少60分钟的中高强度身体活动，其中大部分为有氧活动；包括每周至少3天的高强度身体活动和增强肌肉力量、骨骼健康的抗阻活动。同时，每天看屏幕时间应限制在2小时内，并减少持续久坐行为，在课间休息时应进行适当的活动。

核心知识点

《中国儿童青少年身体活动指南》指出儿童每天应累计进行60分钟中高强度的身体活动。

本节核心知识点

- 静态生活方式是指长期久坐不动，缺乏体育锻炼等。
- 静态生活方式危害儿童的身心健康。
- 课间休息要进行适当活动，以避免久坐。
- 《中国儿童青少年身体活动指南》指出，儿童每天应累计进行60分钟中高强度的身体活动。

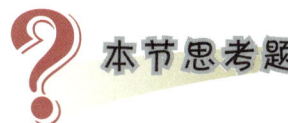 本节思考题

　　静态生活方式及久坐行为对学龄儿童身心健康有哪些影响?

　　《中国儿童青少年身体活动指南》对学龄儿童身体活动有哪些具体要求?

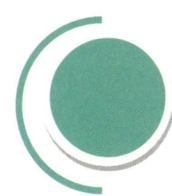

第16节
食品安全常识

我们每天摄入的各种食物，需要经历种植（或养殖）、收获、运输、贮存、销售、加工、烹饪等过程，最后到达我们的餐桌。在这个过程中，存在着被外界物质污染或者是自身的成分发生变化种种可能，进而带来安全问题，甚至导致人体食物中毒。

食物中毒

食物中毒是指食用了被生物性、化学性有毒有害物质污染的食品，或者食用了含有毒有害物质的食品后出现的急性、亚急性疾病，前者包括生物性病原体，如致病菌、病毒等，后者指有些食品含有有毒化学物质，如发芽的马铃薯中含有龙葵素，有毒蘑菇含有毒素，会造成食用者中毒。

食物中毒一般在用餐后 4～10 小时发生，中毒者出现腹痛、腹泻、呕吐等肠胃炎症状，共同用餐的人也出现类似症状，怀疑是发生了食物中毒时，一定要先到医院及时就诊。

细菌性食物中毒是食物中毒最主要的类型，尤其在夏季，因气温高，细菌污染食品后易生长繁殖。常见的病原体有沙门氏菌、副溶血性弧菌、变形杆菌等。引起细菌性中毒的食物包括煮熟的肉类

核心知识点

食用了被微生物或有害化学物质污染的食物后，可发生食物中毒。

以及内脏熟制品及各种蛋类等，凉拌菜、豆制品、剩饭菜等。人吃了细菌污染的食品，细菌或者是细菌产生的毒素导致食物中毒，症状以恶心、腹泻、腹痛、呕吐等胃肠道症状及发热为常见，严重者昏迷甚至死亡。

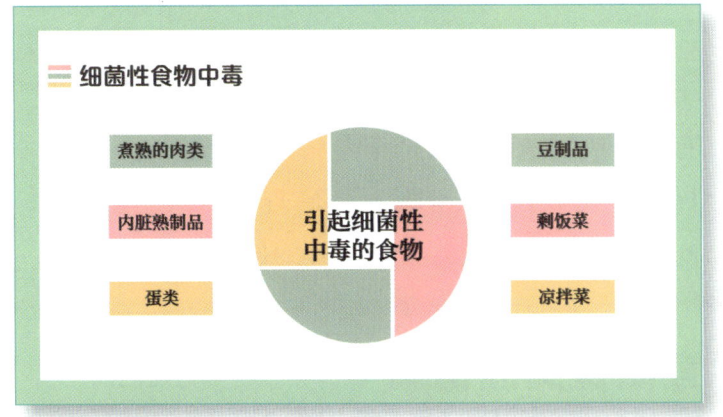

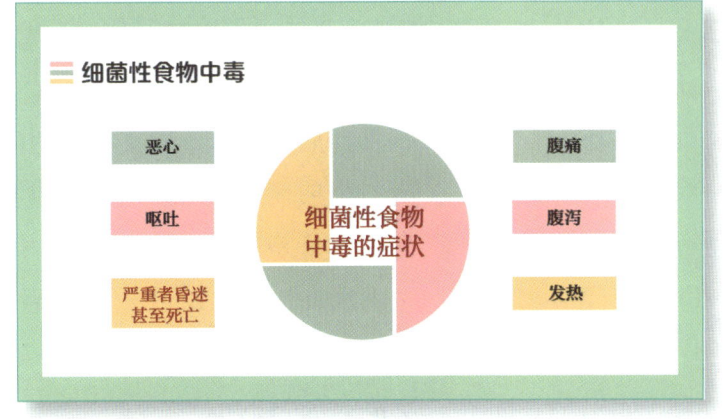

扫码看完整PPT课件内容，可下载带语音讲解的PPT

核心知识点

良好的卫生习惯和健康饮食习惯可预防细菌性食物中毒。

预防措施包括：①进食前或便后应将双手洗净，养成吃东西之前洗手的习惯；②餐具、厨具都应及时清洗、晾干，最好可以定期消毒；③生的肉、禽、蛋、奶、水产品、蔬菜、瓜果等宜用合理包装盛放，并要与可直接食用的食品分开存放；④接触生食材与熟制品的刀具、砧板等分开，没有条件的，可以先处理熟食再处理生食；⑤很多食源性致病菌对热非常敏感，因此在一定温度下采用合理的烹饪方法，可以杀灭绝大多数有害微生物。除了加热温度，烹饪时间也是一个必要条件，即煮熟烧透是保证食物安全的一个很重要措施；⑥吃不完的食物不论是室温短时放置还是冰箱长期储存，再次食用前都建议彻底加热。

此外，我国发生的食物中毒事件中，部分是由于食用剩菜剩饭导致的，从食品安全的角度出发，有效解决问题的办法是按需烹饪，吃多少、做多少，提倡"光盘行动"，既不会出现饮食浪费的问题，同时又有利于养成不过度饮食的健康饮食习惯。

预防是关键措施

食物中毒的预防同样要从小朋友抓起，养成良好的饮食和生活习惯等。以生食瓜果为例，蔬菜水果在生长过程中不仅会沾染病菌、病毒、寄生虫卵，还有残留的农药、杀虫剂等，如果不清洗干净，不仅可能染上疾病，还可能造成中毒。一般可以采用浸泡水洗法，先用水冲洗掉表面污物，然后用清水浸泡10~20分钟，浸泡后再用流水冲洗2~3遍。如果是表面容易残留农药量的瓜果，去皮是一种较好的去除残留农药的方法。

针对有毒动植物食物中毒，其致病因素主要是一些含天然毒素的有毒植物和食物。中国食源性疾病暴发的监测资料分析，毒蘑菇、菜豆、桐油、河豚、鱼类组胺等是由动植物引发的食源性疾病的主要致病因素。这些有毒动植物所含的某些毒素毒性较强，使得有毒动植物食物中毒的病死率一直处在较高的水平。

误食和食用加工不当是有毒动植物食物中毒的主要原因。它的发病呈暴发性，潜伏期较短，有进食同样有毒食物史的人几乎可在同一时间发病。患者一般具有相似的临床表现，常常出现恶心、呕吐、腹痛、腹泻等症状。

比如，预防马铃薯中毒要从马铃薯的贮存开始，防止其发芽；避免食用发芽的马铃薯。应把马铃薯放在干燥阴凉处贮存，有发芽情况时，如果芽很少且小，把芽、芽眼及周围部位都挖去，煮熟煮透；如果芽很多，最好废弃。

预防蕈类中毒，因毒蕈的有毒成分十分复杂，一种毒蕈可以含有几种毒素，而一种毒素又可以存在于数种毒蕈之中，目前对毒蕈毒素尚未完全研究清楚。毒蕈中毒的症状因为其含有的毒素种类而不同。有的是胃肠性的，造成呕吐、腹痛、腹泻等，有的是神经毒性，可引起幻觉、听觉和味觉改变，烦躁不安，视力不清等；有的会有溶血作用，引起溶血性黄疸、肝脾肿大等；有的会引起光过敏性皮炎，中毒时身体露出部分，如颜面出现肿胀、疼痛；最凶狠的毒蕈中毒可使体内大部分器官发生细胞变性，若不及时抢救，致死率很高。

毒蕈中毒的发生往往由于个人采集野生鲜蘑，误食毒蕈而引起。为预防毒蕈中毒的发生，最根本的办法是切勿采摘自己不认识的蘑菇食用。毫无识别毒蕈经验者，千万不要自采蘑菇。

> **核心知识点**
>
> 发芽马铃薯和毒蘑菇中含有毒素，可引起食物中毒。

 **本节核心知识点**

- 食用了被微生物或有害化学物质污染的食物后，可发生食物中毒。
- 良好的卫生习惯和健康饮食习惯可预防细菌性食物中毒。
- 发芽马铃薯和毒蘑菇中含有毒素。

 **本节思考题**

预防食物中毒最根本的是要培养儿童的哪些好习惯？

为什么"光盘行动"也是预防食物中毒的一种有效措施？

复习与小测验

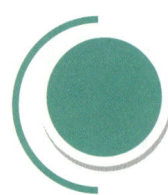

知识复习

1. 小学生的一日三餐的食物应包括哪几类?

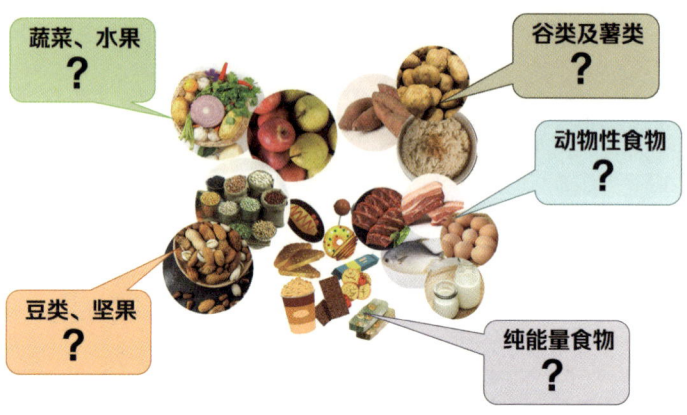

（1）主食：米饭、馒头、面条、窝窝头、烧饼、玉米、红薯等，主要提供碳水化合物、蛋白质和B族维生素。每天吃250～400克（即5～8两）。

（2）新鲜蔬菜和水果：主要提供维生素C、胡萝卜素、膳食纤维和矿物质。每天应吃新鲜蔬菜300～500克，水果200～300克。其中，绿色蔬菜如菠菜、油菜、空心菜、油麦菜等不应少于150克。需要特别强调的是，千万不能以水果代替蔬菜。

（3）动物性食物：鸡、鸭、鱼虾、肉、蛋和奶，主要提供蛋白质、脂肪、矿物质、维生素A和B族维生素。每天至少应喝300毫升牛奶，以获得足够的钙；每天可吃1只鸡蛋和其他动物性食物100～200克，以获得充足的优质蛋白质、卵磷脂、维生素A、维生素B_2和铁。

（4）大豆及其制品：豆腐脑、豆干、黄豆、豆腐、豆浆等，主要为人体提供蛋白质、脂肪、矿物质、膳食纤维和B族维生素。每天可吃25~30克。

（5）能量食物：食用油和糖（白糖、红糖），此类食物仅提供能量。限量食用，其中食用油25克以内、糖50克以内。

另外，每天食盐量应不超过5克为宜。

2. 怎样合理安排一日三餐？

合理的膳食一般为每日三餐，两餐间隔4~5小时。

三餐比例要适宜，按照所提供的能量占总能量和全日推荐供给量的比例，早餐占30%、午餐40%、晚餐30%为宜；蛋白质、脂类、碳水化合物的供能比例分别为15%~20%、20%~30%、50%~65%。

在控制总能量摄入的同时，要保证蛋白质、维生素、矿物质的充足供应。零食应该在两餐之间，不要在接近正餐时吃，以免影响食欲。零食不能取代主食，应在量上加以限制，如一块蛋糕或2~3块饼干或一杯酸奶。

（1）早餐：早餐是同学们一天中能量和营养素的重要来源。它提供全天1/3能量和营养素的需要，是上午学习、生活的重要保障。

（2）午餐：午餐是同学们一天中主要的一顿饭，也应该按照平衡膳食的原则来安排。午餐要尽量吃饱一些，这样才能补充上午的消耗，又保证有充沛的精力去完成下午的学习任务。

（3）晚餐：由于晚饭后一般不会有很多的身体活动安排，即使是睡觉较晚，也不宜吃过多的食物。晚餐的饮食原则是清淡、营养。

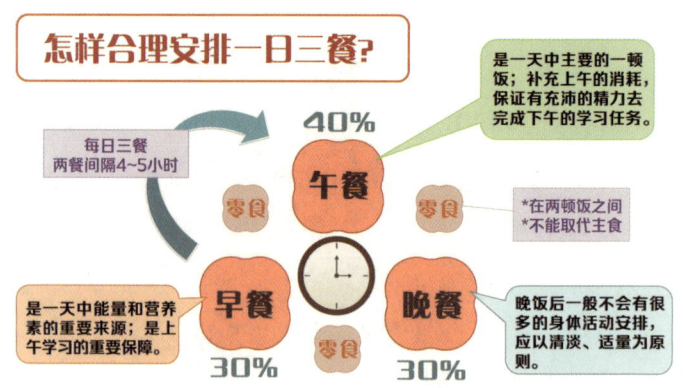

3. 怎样才算吃好早餐？

早餐的营养质量评判标准：一顿营养早餐应该包括以下 4 类食物：

谷类食物：馒头、各种包子、大（小）米粥、红薯粥、玉米粥、（红豆、绿豆、菜豆等）豆粥、面条、营养麦片、馄饨、面包等。

动物性食物：如鸡蛋（煮、蒸、炒、煎均可）、火腿肉、鸡肉（腿）、炒虾皮等。

奶及奶制品/大豆及其制品：如牛奶、酸奶、豆腐、豆浆、豆腐脑、煮黄豆等。

新鲜蔬菜、水果：如拌黄瓜、拌莴笋、拌萝卜、苹果、西红柿、桃、香蕉等。

一顿早餐包含上述 4 类食物为最好，3 类为较好，2 类及以下较差。

4. 为什么要吃早餐？

它提供全天 1/3 能量和营养素的需要，是上午学习、生活的重要保障。

吃早餐的好处有上课精神好、学习成绩好、身体棒棒的、运动有活力。

不吃早餐影响学习成绩和学习能力、影响正常的生长发育、影响消化系统功能。

5. 如何正确选择饮料?

饮料的种类:自制饮料、果汁饮料、可乐型/碳酸饮料、营养型和功能型饮料、白开水、牛奶。

奶类含钙量高,是天然钙质最好的来源,也是优质蛋白质的重要来源。经常吃适量奶类可提高儿童、青少年的骨密度。通常情况下,同学们可在早餐时喝一杯(约250毫升)牛奶或豆浆,或吃一碗豆腐脑,有助于骨骼发育。

如果有同学喝牛奶后感觉不舒服,如出现腹胀、腹痛、腹泻、排气增多等,可改用酸奶。

6. 每天运动要多久?

学龄儿童要增加户外活动时间,减少视屏等久坐行为的时间。每天有60分钟的中高强度有氧活动,如步行、快走、慢跑、游泳、跳绳等。

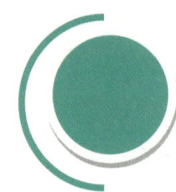

小测评

一、填空题

1. 中国居民平衡膳食宝塔有＿＿＿＿层。
2. 膳食宝塔最底层的食物是＿＿＿＿。
3. 中国营养学会推荐儿童每天吃＿＿＿＿只鸡蛋。
4. 每天吃＿＿＿＿克的鱼、禽、蛋和瘦肉。
5. 新鲜蔬菜含有丰富的＿＿＿＿和＿＿＿＿。
6. 吃动平衡，保持体重＿＿＿＿增长。
7. 每天＿＿＿＿饮水，＿＿＿＿喝含糖饮料。
8. 三大营养素分别是：＿＿＿＿、＿＿＿＿和＿＿＿＿。
9. 户外活动增加了阳光的照射，有助于身体合成＿＿＿＿，促进骨骼健康发育。
10. 儿童青少年应该每天至少进行累加＿＿＿＿分钟的中等以上强度身体活动。

二、选择题

1. 三餐＿＿＿＿，保证吃好早餐，避免盲目节食。
 A. 定时定量　　B. 饿了就吃　　C. 想吃就吃
2. 每餐食物多样，＿＿＿＿为主。
 A. 肉类　　　　B. 蔬菜　　　　C. 谷类
3. ＿＿＿＿进行＿＿＿＿的户外运动。
 A. 每天、少量　B. 偶尔、充足　C. 每天、充足

4. 奶和奶制品是补充_____的最好来源。

A. 铁　　　　B. 钙　　　　C. 维生素 C

5. 谷薯类食物和蔬菜水果中的_____，可以改善人体的肠道功能，预防便秘。

A. 膳食纤维　　B. 蛋白质　　C. 脂肪